Kyra und Sascha Kauffmann

Eltern werden 40 +

So gelingt eine späte Schwangerschaft

Kyra und Sascha Kauffmann

Eltern werden 40 +

So gelingt eine späte Schwangerschaft

Ein naturheilkundliches
Selbsthilfeprogramm
für Frauen & Männer

VAK

VAK Verlags GmbH
Kirchzarten bei Freiburg

Haftungsausschluss
Dieses Buch ist in erster Linie für Lernzwecke gedacht. Es soll kein Ersatz für eine individuelle medizinische Beratung sein. Wenn Sie einen medizinischen Rat einholen möchten, konsultieren Sie bitte einen qualifizierten Arzt oder Heilpraktiker.
Die Autoren und der Verlag übernehmen keine Haftung für Verbesserungen oder Verschlechterungen Ihres Gesundheitszustandes oder für sonstige Personen-, Sach- oder Vermögensschäden.

Hinweis
Um die Lesbarkeit nicht zu stören, verwenden wir geschlechtsspezifische Bezeichnungen wie Arzt, Heilpraktiker, Forscher etc. teilweise in der männlichen Form. Wir beziehen in diesen Fällen selbstverständlich immer auch andere Geschlechter mit ein.

Die Deutsche Nationalbibliothek verzeichnet diese Publikation in der Deutschen Nationalbibliografie; detaillierte bibliografische Daten sind im Internet über http://dnb.d-nb.de abrufbar.
VAK Verlags GmbH, Eschbachstraße 5, 79199 Kirchzarten, Deutschland
www.vakverlag.de

2. Auflage 2022

Produktion: Schmieder-Media GmbH, Lünen
Lektorat: Brigitte Hamerski
Abbildungen: S. 16 © andriano.cz/Shutterstock.com; S. 22 © Kateryna Kon/Shutterstock.com; S. 31 © Mopic/Fotolia.com; S. 34 © Dmytro Zinkevych/Shutterstock.com; S. 37, 42 © Labor Rosler GmbH; S. 46 © SvetaZi/Shutterstock.com; S. 56 © ever/Shutterstock.com; S. 62 © WHITE MARKERS/Shutterstock.com; S. 68 © pixinoo/Shutterstock.com; S. 78 © extender_01/stock.adobe.com; S. 89, 109, 115, 129, 142, 150 © Labor Biovis Diagnostik MVZ GmbH; S. 93, 97 © Labor Sension GmbH; S. 172 © shansh23/Shutterstock.com; S. 160 © Just dance/Shutterstock.com; S. 178 © 5 second Studio/Shutterstock.com; Porträts der Interviewpartner © privat; alle anderen © Sascha Kauffmann.
Umschlagdesign: X-Design, München
Coverabbildungen: Iconic Bestiary/Shutterstock.com
Layout und Satz: kw-unlimitedmedia, Lünen
Druck: mediaprint solutions GmbH, Paderborn
Printed in Germany
ISBN 978-3-86731-232-5 (Paperback)
ISBN 978-3-95484-411-1 (ePub)
ISBN 978-3-95484-413-5 (PDF)

VORWORT VON PROF. DR. INGRID GERHARD

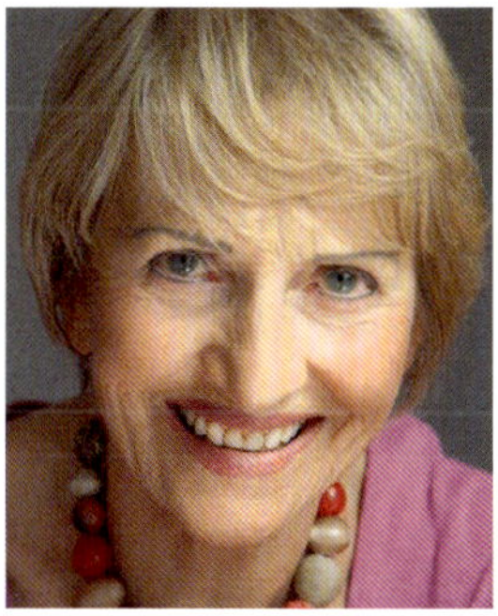

Als ich 1972 in der neu gegründeten Abteilung für Hormonforschung und Fortpflanzungsmedizin an der Uni-Frauenklinik Heidelberg die Hormon- und Kinderwunsch-Sprechstunde aufbaute, hätte ich mir nicht träumen lassen, dass mich das Thema unerfüllter Kinderwunsch mein Leben lang begleiten würde. Damals hatten die Männer meist fantastische Spermiogramme. Es waren überwiegend die Frauen, die unfruchtbar waren aufgrund von entzündlich veränderten Eileitern oder fehlendem Eisprung. Die Frauen waren durchschnittlich Anfang 30, und vielen von ihnen konnte durch damals hoch moderne Hormontherapien geholfen werden.

Dieses Bild hat sich heute total geändert. Spermienanzahl und vor allen Dingen Spermienqualität haben sich sehr verschlechtert, der Kinderwunsch wird fünf bis zehn Jahre später erst aktuell, Hormonstörungen sind immer noch häufig, sind aber durch die früher üblichen Hormontherapien nicht zufriedenstellend behandelbar. Glücklicherweise hat unser Wissen über die Vernetzung der Hypothalamus-Hypophysen-Ovariellen-Achse mit Schilddrüse, Nebennieren und Melatonin zugenommen.

Während wir früher in der Ambulanz für Naturheilkunde verlacht wurden, wenn wir Kinderwunschpaaren eine Ernährungsumstellung empfahlen, gibt es inzwischen eine Fülle handfester Studien, die einen Mangel an Mikronährstoffen mit eingeschränkter Fertilität nachweisen. Auch an dem desaströsen Einfluss von Umweltgiften auf die Fertilität kann nicht mehr gezweifelt werden. Kein Wunder also, dass sich die Folgen einer schlechten Ernährung, eines kranken Darms, chronischer Entzündung und Cocktails von Umweltbelastungen chemischer und physikalischer Herkunft umso stärker negativ auswirken müssen, ja älter die Kinderwunschpaare sind.

In diesem Ratgeber für Paare mit spätem Kinderwunsch ist es den Autoren gelungen, die heute bekannten Ursachen einer eingeschränkten Fertilität systematisch und ganzheitlich darzustellen und für alle möglichen Störungen auch gleich Behandlungstipps anzugeben. Eigentlich sollte dieses Buch jedes Paar mit potenziellem Kinderwunsch durcharbeiten, das würde vielen von ihnen teure und vergebliche Reproduktionstechniken ersparen. Und was mir noch wichtiger erscheint – viele Frauen würden mit besserer Gesundheit eine Schwangerschaft erzielen und damit auch gesündere Babys bekommen, eine Investition in die Gesundheit der nächsten Generation. Dieses Buch gehört auch in die Hände von Reproduktionsmedizinern, die über den Tellerrand schauen und mit einfachen Methoden ihre Ergebnisse verbessern wollen.

Und noch ein Tipp auch für jüngere Frauen: Epidemiologische Studien konnten zeigen, dass durch einen gesunden Lebensstil die fruchtbare Lebensphase der Frau um mindestens zwei Jahre verlängert werden kann, die Wechseljahre also erst später auftreten.

Diesem Buch ist eine große Verbreitung zu wünschen!

Prof. Dr. Ingrid Gerhard

www.netzwerk-frauengesundheit.com

VORWORT DER AUTOREN: WARUM DIESES BUCH?

»Wer sagt, es gibt keine Wunder auf dieser Erde, hat noch nie die Geburt eines Kindes erlebt. Wer sagt, Reichtum ist alles, hat noch nie ein Kind lächeln gesehen. Wer sagt, diese Welt sei nicht mehr zu retten, hat vergessen, dass Kinder Hoffnung bedeuten.«

Reinhard Becker (Autor)

Liebe Leserin, lieber Leser,

Bücher über Schwangerschaft und Fruchtbarkeit gibt es bereits sehr viele. Bislang aber keines, das auf die Sorgen und Ängste von Frauen und Männern eingeht, die um die 40 sind und schwanger werden möchten.

Wer sich erst relativ spät im Leben dafür entscheidet, ein Kind zu bekommen, den beschäftigen ganz andere Fragen als jüngere Paare, nämlich:

- Bin ich überhaupt (noch) fruchtbar und wenn ja, wie viel Zeit bleibt mir noch?
- Kann ich meine eigene Fruchtbarkeit beeinflussen?
- Welche Risiken sind mit einer späten Schwangerschaft für Mutter und Kind verbunden?

Die eigene nachlassende Fruchtbarkeit ist nun mal eine biologische Tatsache, die in erster Linie die Frauen stark beschäftigt und oft auch belastet. Dabei nimmt auch die männliche Fertilität mit zunehmendem Alter ab. Auch wenn viele Männer dies gar nicht wissen (wollen).
Jetzt kommt aber die gute Nachricht: Biologie schlägt Chronologie!

Auch wenn wir uns um die 40 nicht mehr auf dem Höhepunkt unserer fruchtbaren Jahre befinden, so sind wir dennoch in der Lage, gesunde Kinder in die Welt zu setzen.

Kyra wurde mit 42 und mit 45 Jahren Mutter eines gesunden Kindes – ohne Verfahren der künstlichen Befruchtung wie IVF, ICSI oder künstliche hormonelle Unterstützung. Sascha war 40 bzw. 43 Jahre alt bei der Geburt seiner Söhne. Wir sind keine exotischen Ausnahmen, wie die Erfahrungen mit unseren Patienten zeigen.

Wir haben viel mehr Einfluss auf unsere fruchtbare Lebensspanne und auch auf viele Risiken einer Schwangerschaft, als allgemein angenommen wird. Und darum geht es hauptsächlich in diesem Ratgeber.

Als Frau erfahren Sie u. a.:

- welche Untersuchungen mit 40 besonders sinnvoll sind,
- was Ihr Schlaf mit Ihren Eisprüngen zu tun hat,
- wie Sie Ihre Vaginalgesundheit und damit Ihre Empfängniswahrscheinlichkeit optimieren.

Als Mann erfahren Sie u. a.:

- was ein Spermiogramm wirklich aussagt,
- warum Ihre Hoden Algen und fetten Fisch lieben,
- was Sonnencreme mit Ihrer Spermienqualität zu tun hat.

Wie bei all unseren Büchern versichern wir Ihnen auch hier: Alle Methoden sind wissenschaftlich fundiert und haben sich in unserer Praxis seit Jahren bewährt.

Wir wünschen Ihnen nun viel Spaß beim Lesen und viel Erfolg beim Umsetzen unseres Programms – egal, ob Sie auf natürlichem Weg schwanger werden möchten oder in einem Kinderwunschzentrum zusätzliche Unterstützung suchen.

Kyra und Sascha Kauffmann

JETZT NOCH EIN KIND?

Ute Lemper, Brigitte Nielsen, Caroline Beil, Janet Jackson – in der Welt der Promis sind sie mal bestaunte, mal kritisierte Phänomene: Frauen, die über 40 oder gar erst mit 50 ein Kind bekommen.

Was die Klatschpresse gerne reißerisch auf ihre Titelseiten setzt, ist bei Frau Normalverbraucherin schon längst Realität: späte Schwangerschaften. In den 1970er Jahren, als unsere Mütter uns bekamen, war die erste Schwangerschaft mit Anfang 20 normal. Mit 28 Jahren galt man damals als »spätgebärend«. Dies hat sich mittlerweile grundlegend geändert. Statistisch gesehen, bekommt eine deutsche Frau heute im Alter von 29 Jahren – eine Spanierin sogar erst mit 34 – ihr erstes Kind. Immer mehr Frauen werden sogar erst im fünften Lebensjahrzehnt das erste Mal Mutter. Seit 1990 hat sich die Zahl dieser späten Erstmütter vervierfacht.

Im Jahr 2018 kamen in Deutschland 42.800 Babys zur Welt, deren Mütter schon den 40. Geburtstag hinter sich hatten – davon waren 9.210 Erstgeburten.

Und was ist mit den Herren der Schöpfung?

Dieter Bohlen, Peter Maffay, Ulrich Wickert, Herbert Grönemeyer – alles späte Väter, die Fruchtbarkeit bis ins Rentenalter suggerieren – ein Mythos im Übrigen, wie wir später noch sehen werden. Sie stellen zwar nicht die Mehrheit dar, aber immerhin werden sechs Prozent der deutschen Männer noch mit über 45 Jahren Vater.

Wer sich erst mit über 40 für ein Kind entscheidet, liegt im Trend

Längere Ausbildungszeiten, ein starkes berufliches Engagement oder ein fehlender dauerhafter Partner – es gibt genug Gründe, warum die Entscheidung zur Familiengründung erst einmal vertagt wird. Und wie schnell vergehen die Jahre. Plötzlich sind wir 40! Wo ist die Zeit bloß geblieben?

Der 40. Geburtstag ist für viele ein Zeitpunkt, um Bilanz zu ziehen und zurückzuschauen:

- Die Partyzeit ist schon lange vorbei. Viele Freunde aus den wilden 20ern und den nicht mehr ganz so wilden 30ern haben mittlerweile selbst eine eigene Familie.
- Die große Karriere ist entweder schon in sicheren Tüchern oder es hat die nüchterne Erkenntnis eingesetzt, dass einige berufliche Ziele in diesem Leben wohl nicht mehr erreichbar sind.
- Traumreisen wurden schon gemacht.
- Viele Jahre beruflicher Erfahrung zahlen sich nun merklich aus.
- Der Lebenspartner ist gefunden.

All dies sind positive Punkte, die für eine späte Familiengründung sprechen.

Aber mit 40 tickt die biologische Uhr doch hörbar lauter. Spätestens ab diesem Zeitpunkt fragen sich viele:

Und jetzt noch ein Kind?

Wir sind beide Eltern geworden, als wir die 40 bereits erreicht bzw. überschritten hatten. Hier sind unsere Erfahrungen zu der Zeit nach der Geburt:

Sascha: »Der Schlafmangel in den ersten Jahren hat mich sehr belastet. Seit die Kinder auf der Welt sind, schlafe ich nicht mehr so tief wie früher. Ich wache von jedem kleinen Geräusch auf. In der ersten Zeit war es für mich zudem eine große Umstellung, meine Bedürfnisse hintanzustellen. Sport, Kino, Freunde treffen – all das war erst einmal für mehrere Jahre gestrichen. Jetzt sind die Jungs vier und fast sieben Jahre alt und für Hobbys und Freizeitaktivitäten ist wieder mehr Raum.«

Kyra: »Während die Schwangerschaften problemlos waren, hat auch mir der chronische Schlafmangel der ersten Jahre mit den Säuglingen sehr zugesetzt. Ich habe beide Kinder lange gestillt, und auch nach der Stillzeit gab es immer wieder Phasen von durchwachten Nächten, z. B. wenn einer der Jungs krank war. Ich habe mich davon immer nur sehr langsam erholt. Dies hat sicherlich auch etwas damit zu tun, dass die Regenerationsfähigkeit im Alter doch spürbar nachlässt. Auch die Rückbildung und die Gewichtsregulation nach der Geburt können länger dauern als bei jüngeren Frauen. Manchmal bleiben deutliche Zeichen einer Schwangerschaft mit Bindegewebsrissen an Brust und Bauch zurück. Mein Körper hat sich sehr verändert durch die beiden späten Schwangerschaften. Und noch einen Punkt finde ich wichtig zu erwähnen:

Holen Sie sich Hilfe, wo es nur geht. In unserem Fall gab es leider keine Eltern mehr, die uns hätten unterstützen können – ein häufiges Problem älterer Paare. Denn entweder sind die eigenen Eltern bereits zu alt oder leben nicht mehr. Wer nicht auf die Unterstützung von »Oma und Opa« für die Kinder zählen kann, sollte sich rechtzeitig ein Netzwerk aufbauen und im Vorhinein überlegen, wie trotz Kindern Schlaf und Regeneration möglich werden.«

Wir sind froh und dankbar für unsere beiden wilden Jungs, die unser Leben seit einigen Jahren auf den Kopf stellen. Wir finden, die ersten Babyjahre sind unvergesslich und vergingen wie im Fluge. Sie sind aber auch wahnsinnig anstrengend. Die Regenerationsfähigkeit nach drei oder vier fast schlaflosen Nächten ist bei vielen über 40 einfach nicht mehr wie mit 25. Das sollte nicht vergessen und berücksichtigt werden, damit diese besondere Zeit wirklich genossen werden kann. Diese Erfahrungen möchten wir zukünftigen Elternpaaren mit auf den Weg geben.

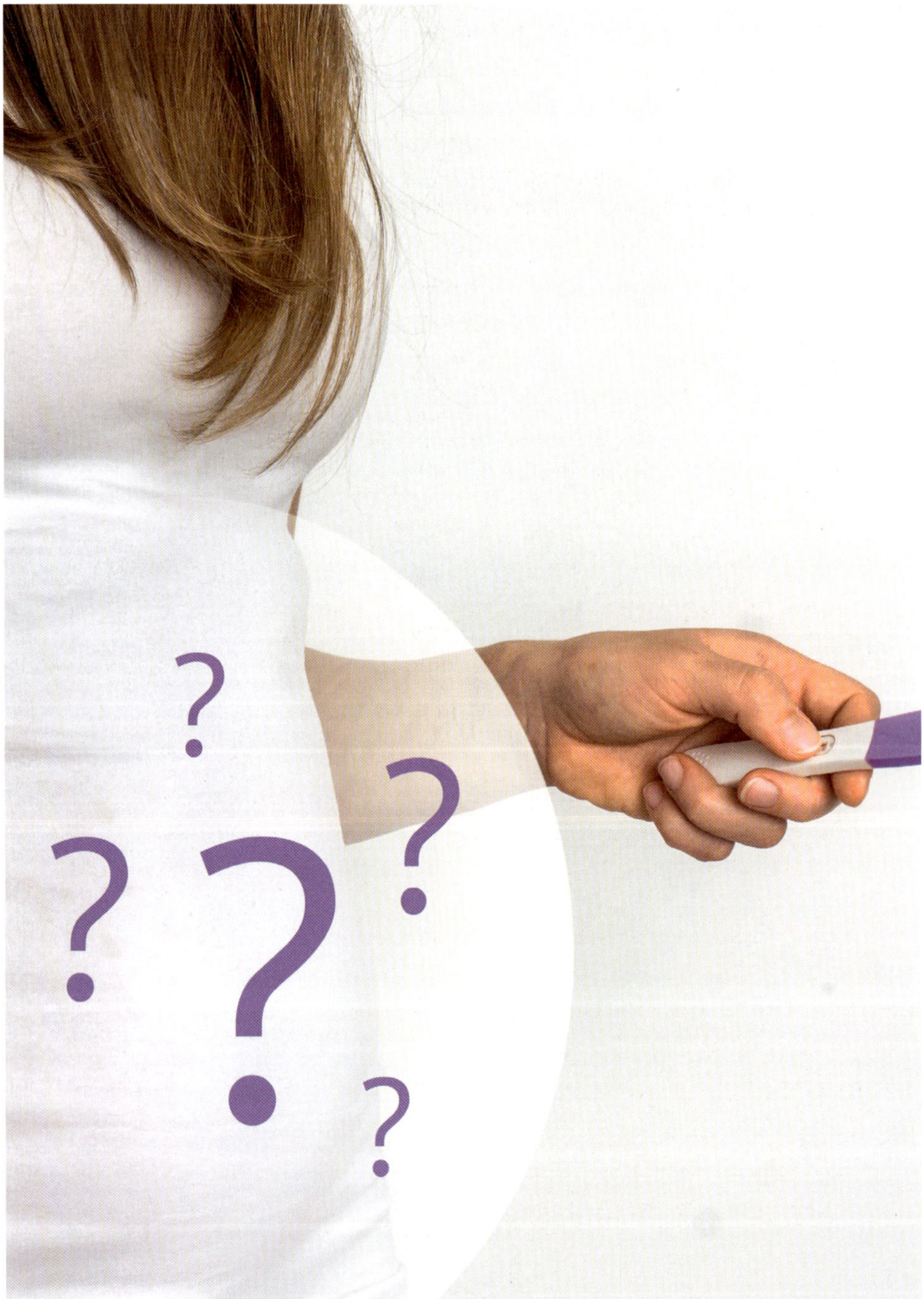

RISIKO SCHWANGERSCHAFT?

Nachdem alle Untersuchungen abgeschlossen waren, erhielt Kyra von ihrem Gynäkologen den Mutterpass mit dem Vermerk »Risikoschwangerschaft/Schwangere über 35 Jahre« und war zunächst ziemlich verunsichert. Was genau bedeutet dieser Eintrag?

Alter ________ Jahre Gewicht vor SS-Beginn ________ kg Größe ________ cm
Gravida ________ Para ________

A. Anamnese und allgemeine Befunde/Erste Vorsorge-Untersuchung

	ja		nein
1. Familiäre Belastung (z.B. Diabetes, Hypertonie, Fehlbildungen, genetische Krankheiten, psychische Krankheiten ________)	❑	1.	❑
2. Frühere eigene schwere Erkrankungen (z.B. Herz, Lunge, Leber, Nieren, ZNS, Psyche) ggf. welche ________	❑	2.	❑
3. Blutungs-/Thromboseneigung	❑	3.	❑
4. Allergie, z.B. gegen Medikamente ________	❑	4.	❑
5. Frühere Bluttransfusionen	❑	5.	❑
6. Besondere psychische Belastung (z.B. familiäre oder berufliche)	❑	6.	❑
7. Besondere soziale Belastung (Integrationsprobleme, wirtsch. Probleme)	❑	7.	❑
8. Rhesus-Inkompatibilität (bei vorangegangenen Schwangerschaften)	❑	8.	❑
9. Diabetes mellitus	❑	9.	❑
10. Adipositas	❑	10.	❑
11. Kleinwuchs	❑	11.	❑
12. Skelettanomalien	❑	12.	❑
13. Schwangere unter 18 Jahren	❑	13.	❑
14. Schwangere über 35 Jahren	❑	14.	❑
15. Vielgebärende (mehr als 4 Kinder)	❑	15.	❑
16. Zustand nach Sterilitätsbehandlung	❑	16.	❑
17. Zustand nach Frühgeburt (vor Ende der 37. SSW)	❑	17.	❑
18. Zustand nach Mangelgeburt	❑	18.	❑
19. Zustand nach 2 oder mehr Fehlgeburten/Abbrüchen	❑	19.	❑
20. Totes/geschädigtes Kind in der Anamnese	❑	20.	❑
21. Komplikationen bei vorausgegangenen Entbindungen ggf. welche ________	❑	21.	❑
22. Komplikationen post partum ggf. welche ________	❑	22.	❑
23. Zustand nach Sectio	❑	23.	❑
24. Zustand nach anderen Uterusoperationen ggf. welche ________	❑	24.	❑
25. Rasche Schwangerschaftsfolge (weniger als 1 Jahr)	❑	25.	❑
26. Andere Besonderheiten ggf. welche ________	❑	26.	❑

Nach ärztlicher Bewertung des Kataloges A liegt bei der Erstuntersuchung ein Schwangerschaftsrisiko vor ❑

Auszug aus dem Mutterpass

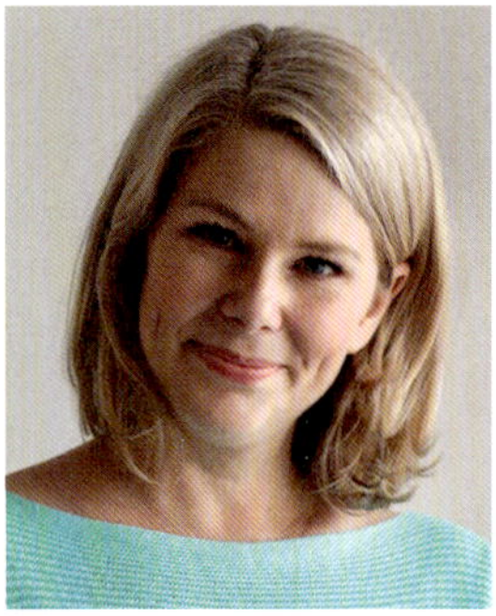

EXPERTIN MAREN FISCHER, HEBAMME

Maren Fischer erklärt: »Der Begriff Risikoschwangerschaft wurde in den 1970er Jahren eingeführt und beschreibt eine Schwangerschaft, bei der in der Vergangenheit oder zum Zeitpunkt der Schwangerschaft bestimmte Risikofaktoren bestanden. Wir Hebammen – Gleiches gilt für Gynäkologen – müssen u. a. folgende Risiken abfragen:

- Allgemeinerkrankungen der Mutter, wie Bluthochdruck oder Diabetes mellitus
- Wiederholte Fehlgeburten oder Frühgeburten
- Geburt(en) von Kindern mit einem Gewicht über 4.000 Gramm oder unterentwickelten Kindern
- Zustand (des Vaginaltrakts) nach Gebärmutteroperationen (z. B. auch nach einer Konisation des Gebärmutterhalses)
- Komplikationen bei vorherigen Geburten, z. B. Thrombosen oder eine sogenannte Schwangerschaftsvergiftung (Präeklampsie)

Studien konnten zeigen, dass diese Vorerkrankungen die Wahrscheinlichkeit von Komplikationen während der Schwangerschaft oder während bzw. nach der Geburt erhöhen.

Aber auch das Alter der Schwangeren, unter 18 Jahren, und – was heutzutage viel häufiger ist – das Alter von über 35 Jahren – gelten als Risiken.«

»Ist das Alter denn ein eigenständiger Risikofaktor ab 35?«, fragen wir nach.

Dazu Maren Fischer: »Das Risiko für Frauen steigt nicht plötzlich mit dem 35. Lebensjahr an, sondern es steigt tendenziell mit zunehmendem Alter. Dies ist allerdings auch wieder von Frau zu Frau ganz unterschiedlich.

Rein statistisch gesehen erhöht sich mit zunehmendem Alter der Frau das Auftreten von z. B.:

- Schwangerschaftsdiabetes,
- Bluthochdruck,
- Thrombose,
- Placenta praevia,
- Früh- und Fehlgeburten,
- Präeklampsie (früher: EPH-Gestose),
- Chromosomenschäden des Kindes,
- Fruchtwasserembolie.«

Aber nicht nur das Alter der Mutter alleine spielt eine Rolle. Auch das Alter des Vaters hat einen Einfluss auf Schwangerschaftsrisiken von Mutter und Kind:

»Das Risiko für die Frau, einen Schwangerschaftsdiabetes zu entwickeln, nahm um 28 Prozent zu, wenn der Vater im Alter zwischen 45 und 54 Jahren alt war. Bei einem Alter des Mannes über 55 Jahren stieg es sogar auf 34 Prozent an. Andere frühere Untersuchungen haben gezeigt, dass Erkrankungen wie Autismus und Schizophrenie ebenfalls mit dem Alter des Erzeugers assoziiert sind«, so Professor Dr. Stefan Schlatt, Universität Münster.

Hebamme Maren Fischer: »Viele Erkrankungen sind mittlerweile gut behandelbar. Es reicht schon manchmal, nur eine Veränderung im Lebensstil durchzuführen, z. B. bei Schwangerschaftsdiabetes eine Ernährungsumstellung oder bei Bluthochdruck mehr Ruhe und Entspannung. Bei Thromboseneigung lassen sich genetische Risiken im Vorfeld abklären, z. B. ein genetisches Faktor-V-Leiden oder eine MTHFR-Mutation (Störung des Folsäurestoffwechsels), um dann z. B. durch eine Heparintherapie die Wahrscheinlichkeit einer Thrombose drastisch zu reduzieren. Der Vorteil einer Risikoschwangerschaft ist, dass die werdende Mutter engmaschiger untersucht wird und viele Risiken auch schon früh erkannt werden können und dann auch gut behandelbar sind.«

Neben den in den Mutterschaftsrichtlinien empfohlenen Untersuchungen (z. B. das Ersttrimester-Screening, regelmäßige Ultraschallscreenings und der Glukosetoleranztest) gibt es eine Reihe weiterer Tests. Ob diese alle sinnvoll sind und grundsätzlich durchgeführt werden müssen, hängt vom eigenen Sicherheitsbedürfnis und -empfinden ab. Fakt ist, dass eine späte Schwangerschaft noch nie so sicher war wie heutzutage.

KYRA: »In meiner zweiten Schwangerschaft mit fast 45 Jahren haben wir uns gegen eine Fruchtwasseruntersuchung und auch gegen eine Chorionzottenbiopsie zum Ausschluss genetischer Erkrankungen entschieden. Wir haben den Harmony®-Test (auch PraenaTest®) in der 11. Schwangerschaftswoche durchgeführt. Dabei wurde über eine Blutuntersuchung bei mir das kindliche Erbgut auf die häufigsten Chromosomenschäden, nämlich Trisomie 21 (Down-Syndrom), Trisomie 13 (Patau-Syndrom) und 18 (Edwards-Syndrom) untersucht. Die Wartezeit war sehr belastend, aber nach ca. zehn Tagen wussten wir, dass unser Sohn diese Chromosomenschäden nicht hatte. Die Trisomien 13 und 18 sind in aller Regel nicht mit dem Leben vereinbar, im Gegensatz zu einer Trisomie 21.«

Statistiken sagen wenig über das eigene, individuelle Risiko aus. Lebensstilfaktoren sind mitentscheidend. So kann ein Schwangerschaftsdiabetes häufiger auftreten, wenn die Schwangere übergewichtig ist bzw. eine gestörte Glukosetoleranz bereits vor der Schwangerschaft bestand.

Frau Fischer, wir danken für dieses Gespräch.

BIOLOGIE SCHLÄGT CHRONOLOGIE

Zwar findet man eine Reihe wissenschaftlicher Veröffentlichungen zu steigenden Risiken für Mütter ab 35 Jahren. Doch zumindest für die Risiken »Frühgeburt« (Geburt vor der 37. Schwangerschaftswoche) und »niedriges Geburtsgewicht« (weniger als 2.500 Gramm) scheint das Alter der Mutter nicht ausschlaggebend zu sein. In einer aktuellen Studie wurden Tausende finnische Familien untersucht, die mindestens zwei Kinder bekommen hatten. Hatte eine Frau beim ersten Kind im jüngeren Alter kein Frühchen oder ein Kind mit niedrigem Geburtsgewicht, so war es auch der Fall in höherem Alter. Umgekehrt konnte aber nicht aus dem Alter auf höhere Risiken geschlossen werden. Mut machende Worte des Direktors vom Max-Planck-Institut für demografische Forschung in Rostock, Mikko Myskylä: »Unsere Ergebnisse legen nahe, dass Frauen sich keine Sorgen über ihr Alter an sich machen sollten, wenn sie darüber nachdenken, ein Kind zu bekommen. Persönliche Lebensumstände und das eigene Verhalten scheinen wichtiger zu sein als das Alter.«

Grundsätzlich bringt unser reiferes Alter aber auch Vorteile mit sich: Eine große Studie aus Schweden hat 1,5 Millionen schwedische Kinder untersucht und kam zu dem Schluss, dass Kinder älterer Mütter denen jüngerer in nichts nachstehen. Im Gegenteil: Sie sind gesünder, größer und in der Schule erfolgreicher.

Und es gibt noch einen Punkt, der für eine späte Elternschaft spricht: Unsere Lebenserwartung steigt immer weiter. Eine jetzt erwachsene Frau wird statistisch ca. 84 Jahre und ein Mann 79 Jahre erreichen. Zum Vergleich: Im Jahr 1970 betrug die Lebenserwartung für eine Frau nur 71 Jahre. Es ist daher auch mit 45 Jahren statistisch gesehen noch genug Zeit, die eigenen Enkel zu erleben. Zudem zeigen andere Untersuchungen, dass Frauen von einer späten Mutterschaft profitieren – viele späte Mütter werden sehr alt. Dies kann auch damit zusammenhängen, dass eine Fruchtbarkeit im 5. Lebensjahrzehnt ein Zeichen einer allgemein guten Gesundheit ist oder aber, dass Kinder uns länger jung halten.

Kyras Oma (Jahrgang 1914) hat noch mit 44 Jahren Zwillinge zur Welt gebracht und hat insgesamt 17 Enkel und Urenkel erlebt, bis sie im Alter von 96 Jahren friedlich eingeschlafen ist.

Lesen Sie keine Statistiken, die Ihnen Ihre Chancen auf eine Schwangerschaft pro Zyklus berechnen. Das verunsichert nur. Statistiken sagen nichts über den Einzelfall aus, und die 42.800 Babys im Jahr 2018 sind genügend solcher Einzelfälle, die Sie ermutigen sollten, Ihren Kinderwunsch noch umzusetzen, oder?

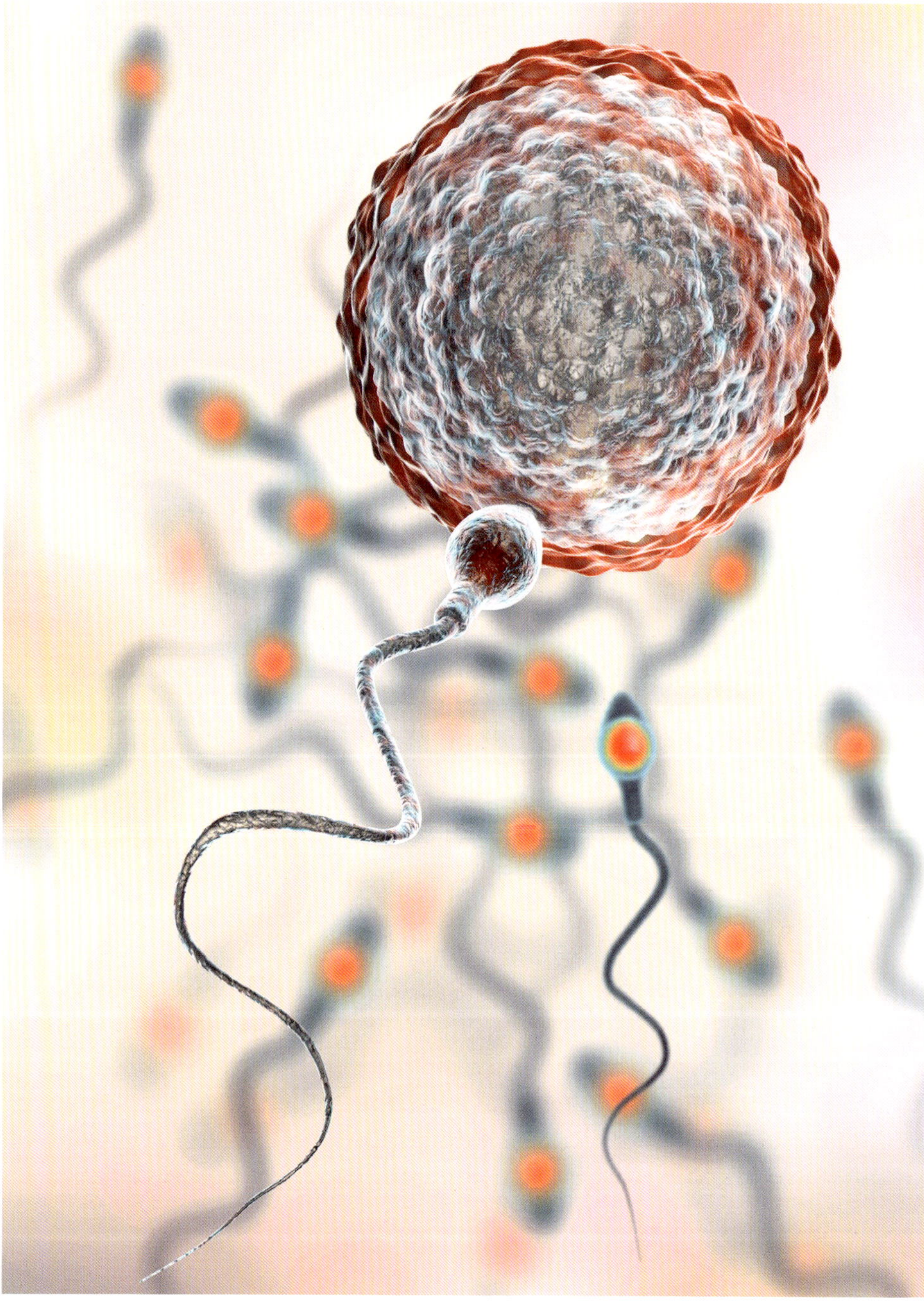

WIE ENTSTEHT EIN WUNDER?

Wenn wir uns an die Aufklärung im Biologieunterricht in der siebten Klasse zurückerinnern, fällt uns vor allem der Biolehrer ein, der einen riesigen Tampon in ein Gefäß mit Wasser legte, bis dieser zum Entsetzen aller Mädchen – und unter dem Gelächter der Jungen – zu einem unförmigen Etwas aufquoll. Oder an die Nummer mit den Kondomen, die reihum über einen Holzpenis gestreift werden mussten. Und mit allem verbunden das Gefühl von Ekel und Scham. Und ja, stimmt, irgendwas war da doch noch mit Eisprung um den 14. Tag, und dass ungeschützter Geschlechtsverkehr (die Betonung lag auf »schlecht«) zu einer Schwangerschaft führen könnte. In jenen Tagen dann sicherlich ungewollt.

Viel Nützliches ist aus diesem Unterricht bei den meisten wohl nicht hängen geblieben. Man hat uns beigebracht, wie Organe funktionieren, aber nicht dazu angeleitet, unseren Körper richtig wahrzunehmen. Und durch jahrelange Verhütung mit der Pille, die oft schon in der Teenagerzeit begann, ist es vielen Frauen nicht bewusst, dass der Körper jeden Monat deutliche Signale der Fruchtbarkeit bzw. der Unfruchtbarkeit aussendet. Der eigene Körper blieb uns, den Frauen der 1970er und 1980er Jahrgänge, dadurch fremd und unverständlich.

Die eigene Fruchtbarkeit ist und bleibt für viele Frauen und auch Männer ein Leben lang ein Buch mit sieben Siegeln – zu viele scheinbar verwirrende biologische Prozesse.

Zum Glück liegen nun schon einige Jahre hinter unserer Schullaufbahn, sodass wir uns in der Theorie ganz entspannt dem widmen können, worum es in diesem Buch eigentlich geht: nicht das Verhüten, sondern das Schaffen neuen Lebens – damit wir unser ganz eigenes persönliches Wunder erleben.

Die Entstehung neuen Lebens ist tatsächlich ein Wunder. Und um dieses einzufangen, ist es wichtig, die Abläufe des weiblichen Zyklus und auch die wesentlichen Aspekte männlicher Fruchtbarkeit zu verstehen, um den optimalen Zeitpunkt für eine Befruchtung nicht zu verpassen. Dieser liegt nämlich keinesfalls immer am 15. Zyklustag, wie uns viele Biologiebücher so gerne glauben machen wollen. Widmen wir uns zunächst dem Schauplatz der Befruchtung und Schwangerschaft, quasi der Bühne des Lebens.

DIE WEIBLICHEN HAUPTDARSTELLER: EIERSTÖCKE, EILEITER UND GEBÄRMUTTER

Wie bei einem richtigen Theaterstück geht ohne die Hauptdarsteller gar nichts. Wir finden sie umgeben von Darm, Blase und Bauchwand gut geschützt durch unsere Beckenknochen und das Schambein. Die Eierstöcke sind etwa walnussgroß und mit Haltebändern an der Beckenwand befestigt. Sie beherbergen unzählige Eizellen.

Haben Sie übrigens gewusst, dass die gesamten Eizellen eines weiblichen Babys schon in der 20. Schwangerschaftswoche der Mutter angelegt sind? Es sind zu der Zeit ca. drei Millionen, die sich aber bis zur Geburt schon bereits auf zwei Millionen reduziert haben. Beim Einsetzen der Pubertät sind immer noch 400.000 Stück vorhanden. In jedem Zyklus gehen ca. 1.000 Eizellen zugrunde. In der Regel hat eine Frau um die 40 immer noch eine hohe Anzahl Eizellen, die sogenannte »ovarielle Reserve«. Diese schwankt jedoch von Frau zu Frau sehr. Wir kommen später noch einmal darauf zu sprechen.

Die Eierstöcke sind nicht nur die Hüter der Eizellen, sondern in ihnen werden auch Östrogen und Progesteron gebildet. Diese beiden wichtigen Geschlechtshormone sind, wie wir später noch sehen werden, entscheidend für das Zustandekommen einer Schwangerschaft.

Die Gebärmutter ist ein birnenförmiges, etwa fünf bis sieben Zentimeter großes Organ, das im Inneren mit einer Muskelschicht versehen ist. Dieser Muskel kann sich enorm dehnen, um einem Baby den Raum zum Wachsen zu geben, den es in der Schwangerschaft braucht. Er kann sich aber auch zusammenziehen, was sich manchmal während der Perioden bemerkbar machen kann und natürlich auch während der Geburtswehen.

Rechts und links der »Gebärmutterbirne«, die übrigens auf dem Kopf steht, also mit dem dicken Ende Richtung Bauchnabel zeigt, gehen die Eileiter ab. Bei ihnen handelt es sich um tunnelförmige ca. 10 bis 15 Zentimeter lange Schläuche, die einen Durchmesser von 0,1 Milimeter haben. Sie sind von innen mit Flimmerhärchen bedeckt, die sich wellenförmig bewegen und auf denen das Ei nach dem Eisprung in Richtung Gebärmutter transportiert wird. In den Eileitern treffen in der Regel Ei und Samenzelle aufeinander. Hier ist der Ort, an dem dem Wunder in einem magischen Moment durch das Verschmelzen von Ei- und Samenzelle erstes Leben eingehaucht wird.

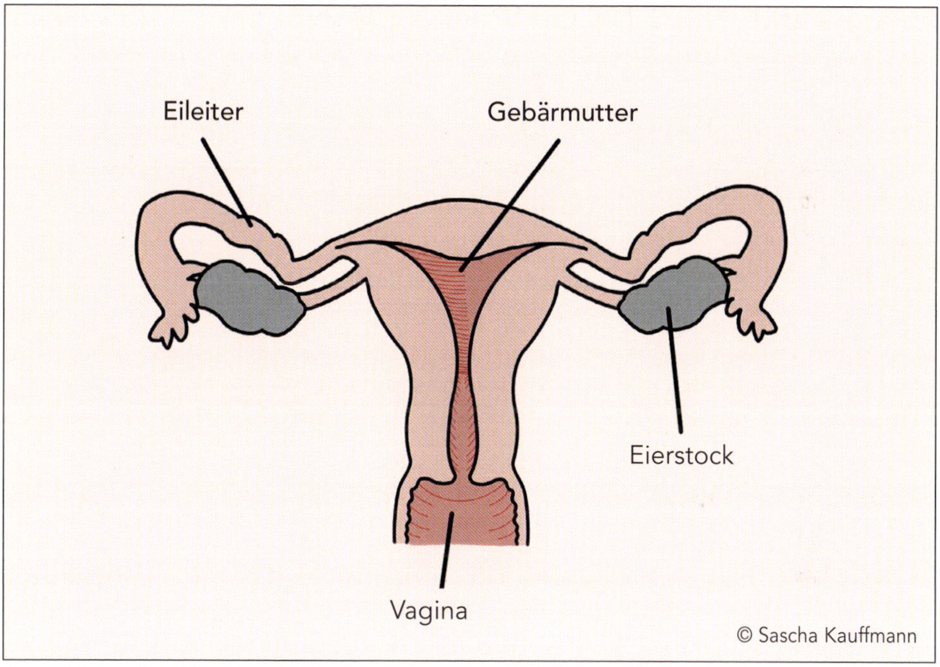

Die weiblichen Geschlechtsorgane

Damit die Eizelle beim Eisprung nicht einfach irgendwo in der Bauchhöhle verschwindet, befinden sich am Ende der Eileiter wie Finger anmutende Enden, die die Eizelle nach dem Eisprung auffangen und so sicherstellen, dass sie dort hingelangt, wo sie hingehört.

Das untere schmale Ende der Gebärmutter bildet den Gebärmutterhals (Zervix). Er ragt etwa vier Zentimeter in die Scheide hinein und wird von dem äußeren Muttermund verschlossen. Dieser verändert sich im Laufe des Zyklus. Direkt nach der Periode ist er verschlossen, hart und liegt tief in der Scheide, d. h. er ist dann auch gut tastbar. Je näher der Eisprung rückt, desto weicher wird der Muttermund und desto höher steigt er auch, sodass er manchmal gar nicht mehr ertastet werden kann. Dies ist eine Körperbeobachtung, die man sich selbst zunutze machen kann, um die fruchtbaren Tage einzugrenzen bzw. abzutasten. Denn nach dem Eisprung kehrt der Gebärmutterhals wieder zu seiner ursprünglichen Position zurück und wird auch wieder härter.

NEUER MONAT, NEUE CHANCE: DER WEIBLICHE ZYKLUS

Jeden Zyklus, seit dem Einsetzen der ersten Periode (insofern er nicht durch Hormone künstlich verändert wurde), betreiben die Eierstöcke und die Gebärmutter einen unglaublichen Aufwand, um sich darauf einzustellen, einem neuen Menschen Raum zum Wachsen und Gedeihen zu geben.

Wenn man davon ausgeht, dass eine Eizelle, nachdem sie »gesprungen« ist, nur maximal 18 bis 24 Stunden lebensfähig ist, wird das Zeitfenster der Befruchtung schon sehr klein. Umso wichtiger ist es, den richtigen Zeitpunkt nicht zu verpassen und optimal auf allen Ebenen vorbereitet zu sein. Sehen wir uns also den weiblichen Zyklus einmal genau an. Die Schauplätze des Geschehens kennen wir ja bereits.

Der Zyklus beginnt mit dem ersten Tag der Periodenblutung und endet mit dem letzten Tag vor der nächsten Blutung. Bei einigen Frauen kündigt sich das Zyklusende durch Schmierblutungen an. Diese gelten aber nicht als erster Zyklustag. Gezählt wird ab dem Tag, an dem die Blutung richtig einsetzt. Im Menstruationsblut finden sich übrigens jede Menge Nährstoffe, wie Vitamine, Eiweißstoffe, Eisen, Kupfer, Kalzium oder Magnesium sowie Abwehrstoffe und sogar Stammzellen.

Noch während eine Frau blutet, werden in den Eierstöcken etwa 20 Follikel (unreife Eizellen) durch das follikelstimulierende Hormon (FSH) angeregt zu wachsen. Dieses wird in der Hypophyse im Gehirn gebildet und ist der übergeordnete Dirigent für die Östrogenbildung. Ohne FSH kann die Gebärmutterschleimhaut nicht aufgebaut werden und die Follikel nicht reifen. Sie liegen in einer mit Flüssigkeit gefüllten Hülle, die wie eine kleine Blase aussieht und daher Eibläschen oder eben Follikel genannt wird. In der Hülle wird das Hormon Östrogen gebildet. Östrogen bewirkt, dass die oberste Schicht der Gebärmutterschleimhaut neu aufgebaut wird, die Haltebänder der Gebärmutter sich straffen und sich die Gebärmutter dadurch aufrichtet. Zudem verändert sich der Zervixschleim, der in den Einbuchtungen des Gebärmutterhalses, den sogenannten Krypten, gebildet wird. Die Schleimmenge nimmt zu und verändert ihre Konsistenz. Ist sie zu Beginn des Zyklus oft dicklich, zäh, klumpig oder cremig, wird sie je näher der Eisprung rückt und umso mehr Östrogen gebildet wird, immer durchsichtiger, flüssiger und spinnbar – d. h. der Schleim kann zwischen den Fingern mehrere Zentimeter auseinandergezogen werden.

Nicht nur die Beschaffenheit verändert sich, sondern auch die Farbe. Am Zyklusanfang ist der Zervixschleim eher weißlich, gelblich oder milchig. Um den

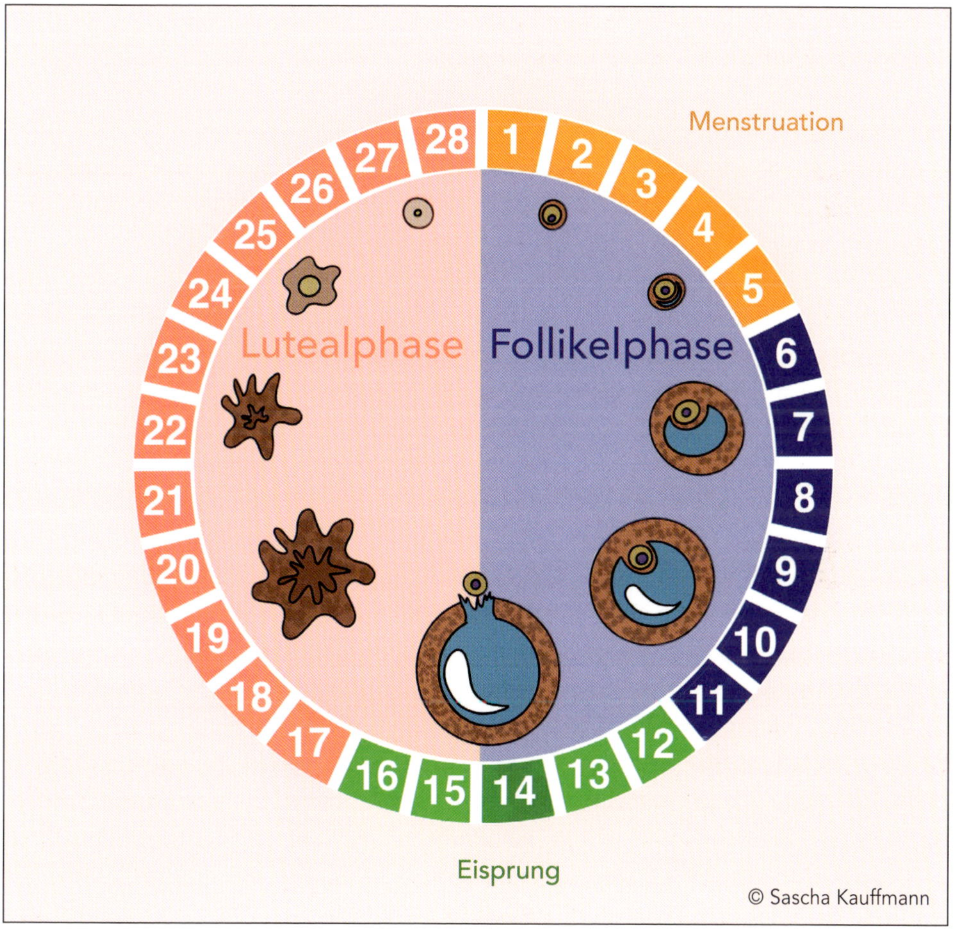

Der weibliche Zyklus

Eisprung herum erhält er ein glasiges Aussehen, das auch an rohes Eiweiß erinnern kann. Der Schleim, sonst eher spermienfeindlich und »sauer«, verändert sich und wird nun alkalisch. Die Samenzellen finden in ihm Nährstoffe, die sie einige Tage am Leben halten und mit neuer Energie versorgen. So haben auch die Spermien, die schon vor dem Eisprung ihren Weg in die Gebärmutter gefunden haben, eine Befruchtungschance. Damit erhöht sich der fruchtbare Zeitraum eines Zyklus von wenigen Stunden auf bis zu 6 Tage. Maximal 5 Tage vor dem Eisprung bis maximal 24 Stunden danach. Dieser Zeitraum ist nur bei idealen Bedingungen möglich. Im Normalfall überleben Spermien eher 2 bis 3 Tage.

Das Östrogen verändert aber nicht nur den Zervixschleim. Es sorgt auch dafür, dass unsere Knochen härten und die Blutgefäße vor Ablagerungen geschützt werden.

Der über eine längere Zeit erhöhte Östrogenspiegel löst in der Hirnanhangdrüse das Signal aus, das luteinisierende Hormon (LH) zu produzieren, was zur Folge hat, dass das größte Follikel den Eisprung wagt. Das LH ist übrigens das Hormon, auf das Ovulationstests im Urin anspringen und so die (bevorstehenden) fruchtbaren Tage anzeigen können. Wir gehen auf diesen Test später noch ein.

Der Eisprung kann, muss aber nicht von einem Mittelschmerz begleitet sein. Auch wenn nicht ganz klar ist, was diesen Schmerz auslöst, wird vermutet, dass etwas Flüssigkeit in die Bauchhöhle läuft und das Bauchfell reizt. Der Mittelschmerz kann sich durch krampfartige Schmerzen oder Stiche bemerkbar machen, die auch in die Oberschenkel oder in die Afterregion ausstrahlen können.

Eine andere Erklärung könnte sein, dass die Muskelkontraktion der Eileiter das Bauchfell reizen, während sie versuchen, sich über das Eibläschen zu legen. Oder es ist das wachsende Follikel selbst, das durch seinen zunehmenden Umfang für Unbehagen sorgt. Dieser Zustand kann wenige Minuten bis zu mehreren Tagen andauern.

Nicht alle Frauen nehmen einen Mittelschmerz wahr und selbst bei Frauen, die damit vertraut sind, tritt er nicht bei jedem Zyklus auf. Der Mittelschmerz ist kein sicheres Zeichen für einen Eisprung, weil er auch erst nach dem Eisprung auftreten kann. Er kann aber einen Hinweis auf ein fruchtbares Fenster geben.

Nach dem Eisprung fällt das Eibläschen in sich zusammen und wandelt sich zu einer Drüse um, die aufgrund ihrer gelblichen Farbe auch Gelbkörper genannt wird. Die Östrogenproduktion wird jetzt heruntergefahren. Der Gelbkörper übernimmt und produziert nun Progesteron. Dieses Hormon wird über verschiedene Stufen aus Cholesterin hergestellt. Bei einer Progesteronerhöhung bekommt der Körper das Signal »Achtung – bereiten Sie sich vor, eine Schwangerschaft steht an.« Und zwar unabhängig davon, ob eine Befruchtung stattgefunden hat oder nicht. Der Körper muss zwischen Eisprung/Befruchtung und Einnistung mithilfe von Progesteron in die Lage gebracht werden, alle Vorkehrungen zu treffen, dass eine Schwangerschaft möglich ist. Dafür hat er in etwa eine Woche Zeit: Die Gebärmutterschleimhaut wird aufgebaut. Es entstehen neue kleine Blutgefäße und Nährstoffe werden eingelagert. Die Brust spannt, wird schwerer, größer und berührungsempfindlich. Sie wird stärker durchblutet und neue Milchdrüsen entstehen. Der Zervixschleim wird wieder dicker, zäher und verändert seine Farbe und verschließt den Muttermund wie ein Pfropfen.

Wenn keine Schwangerschaft eintritt, wird nach zehn bis vierzehn Tagen die Progesteron- und Östrogenproduktion eingestellt. Die Gebärmutterschleimhaut wird mit der einsetzenden Menstruationsblutung abgestoßen. Für den Körper war die ganze Arbeit umsonst und doch wird er im nächsten Zyklus wieder von vorne anfangen. Unermüdlich. Und das, wenn nicht hormonell verhütet wird, etwa 400-mal im Leben einer Frau.

Sie haben nun einen relativ einfachen Überblick über das Zyklusgeschehen erhalten. Die erste Zyklushälfte kann unterschiedlich lang sein. Es gibt Frauen, bei denen findet der Eisprung schon am siebten bis zehnten Tag statt. Bei anderen Frauen dauert die erste Zyklushälfte mehrere Wochen. Das sind natürlich Extreme. Im Durchschnitt liegt die Dauer der ersten Hälfte bei 17 Tagen. Die zweite Phase dauert zwischen 10 und 16 Tagen.

Die Abläufe bei der Frau sind komplexer als beim Mann, aber auch Männer in unseren Praxen wissen oft erstaunlich wenig über ihre eigene Fruchtbarkeit.

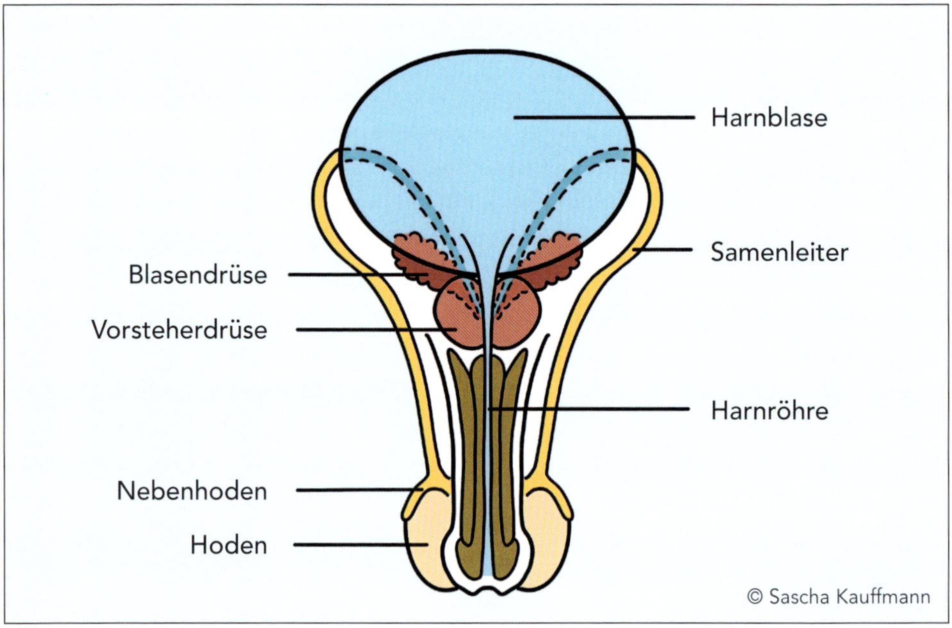

Die männlichen Geschlechtsorgane

Da wir uns ausführlich mit der weiblichen Fruchtbarkeit beschäftigt haben, möchten wir nun auch auf die Vorgänge bei Männern eingehen.

DIE MÄNNLICHEN HAUPTDARSTELLER: HODEN UND NEBENHODEN

Nun betreten die männlichen Hauptdarsteller die Bühne des Lebens: die Hoden und die Nebenhoden. Sie liegen außerhalb des Körpers, da sie große Temperaturen nicht gut vertragen.

Während die Frau mit allen ihr in ihrem Leben zur Verfügung stehenden Eizellen auf die Welt kommt, nehmen bei Männern irgendwann im Laufe der Pubertät unter dem Einfluss von Testosteron die Hoden die Produktion der ersten Samenzellen auf. Ab dann werden ca. 1.000 fertige Spermien pro Sekunde hergestellt. Täglich entstehen somit 20 bis 100 Millionen neue Spermien. Dabei dauert es von den Anfängen bis zum fertigen Spermium drei Monate. Ihre Reifezeit verbringen die Samenzellen in den

Nebenhoden. Dort ist es etwa zwei Grad kühler als im restlichen Körper. Ein wichtiger Aspekt, da zu viel Hitze den Samenzellen schaden kann.

Und obwohl auch die männliche Fruchtbarkeit im Alter nachlässt, sind Männer prinzipiell vom ersten bis zum letzten Samenerguss zeugungsfähig. 24 Stunden lang, sieben Tage die Woche. Was für ein Unterschied zu den maximal 24 Stunden, in denen eine Eizelle befruchtungsfähig ist und eine Frau sich fortpflanzen kann.

Eine Samenzelle ist nur wenige Hundertstelmillimeter lang und setzt sich aus drei Teilen zusammen: dem Schwanz, dem Mittelstück und dem Kopf, der nicht nur die Erbinformationen (DNA) enthält, sondern auch das Akrosom, ein Zellteil, in dem sich Enzyme befinden, die dem Spermium helfen, die Hülle der Eizelle zu durchdringen. Im Mittelstück der Spermien befinden sich die Mitochondrien. Diese Zellorganellen sind in fast jeder Körperzelle vorhanden. Sie regeln wichtige Zellfunktionen. Ohne Mitochondrien sind Zellen nicht lebensfähig. Für die Spermazellen sind Mitochondrien die treibende Kraft, denn sie produzieren unentwegt Energie, die die Spermazellen für ihre Fortbewegung benötigen. Ohne funktionierende Mitochondrien sind die Spermazellen lahme Schwimmer.

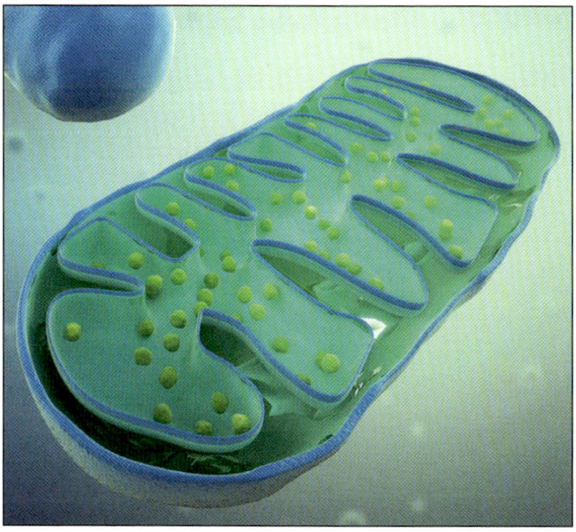

Mitochondrium

Je schneller sich ein Spermium fortbewegen kann, desto eher ist es an seinem Zielort, der Eizelle, angekommen. Langsame Spermien sind eher ein Nachteil bei der Fortpflanzung.

Interessant ist, dass die Mitochondrien des Mannes nicht mit der Eizelle bei der Befruchtung verschmelzen. Das Mittelstück mit den Energiekraftwerken fällt genauso wie der Schwanz der Spermazelle ab. Nur der Kopf, der die männliche DNA enthält, vereinigt sich mit der Eizelle. Diese besitzt bis zu 120.000 Mitochondrien – keine Körperzelle hat hier mehr zu bieten! Alle Mitochondrien, die wir besitzen, haben wir also von unserer Mutter geerbt.

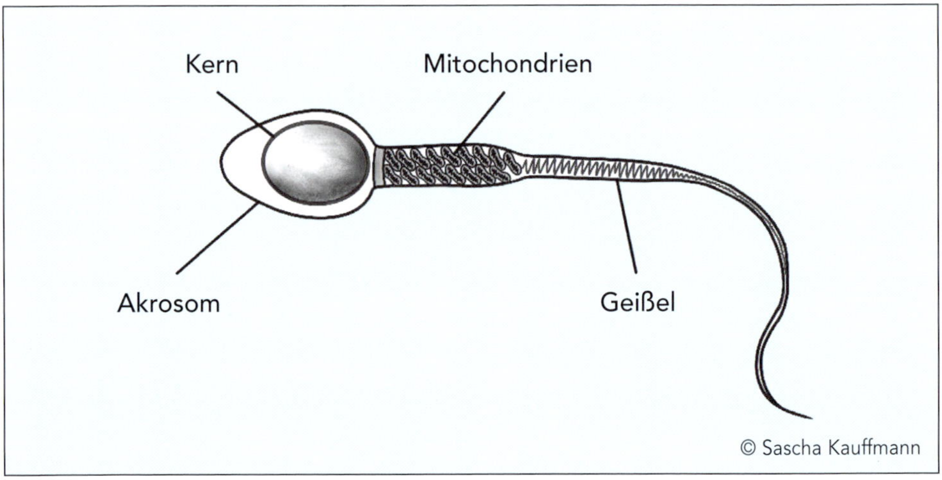

Die Samenzelle

DAS WUNDER GESCHIEHT

Beim Samenerguss werden die Spermien an den Samenbläschen und der Prostata vorbeigeführt, wo sie mit einem Sekret versorgt werden, das Energie liefert und das Ejakulat flüssiger macht. Beim Samenerguss machen sich durchschnittlich 150 Millionen Spermien auf den Weg.

Der Eisprung ist der Moment, ab dem die Zeit läuft. Einen halben bis maximal einen dreiviertel Tag haben die Spermazellen nun Zeit, die Eizelle zu erreichen. In dieser Zeit müssen die Spermien die Vagina durchqueren, den Gebärmutterhals, die Gebärmutter erklommen haben und in den Eileiter gelangt sein. Eine bis anderthalb Stunden dauert es, bis die Hülle der Eizelle von den sie bearbeitenden Spermien mithilfe von Enzymen geknackt wird. Aber nur ein einziges Spermium darf eintreten. Und auch nur der Kopf wird hineingelassen. Der Schwanz und der Mittelteil sowie alle anderen Samenzellen müssen draußen bleiben. Nun ist der Grundstein für ein neues Leben gelegt: Ein Wunder ist geschehen!

Den Eileitern kommt eine ganz entscheidende Rolle zu: Sie müssen durchlässig genug sein, damit sowohl die Spermien hochschwimmen als auch das befruchtete Ei in die Gebärmutter hinuntergelangen kann. Das befruchtete Ei erreicht nach ca. drei bis fünf Tagen die Gebärmutter und nistet sich dort ein. Zu diesem Zeitpunkt hat sich die befruchtete Eizelle bereits vielfach geteilt.

Wie entsteht also ein Wunder? Im Detail wissen wir es (noch) nicht, es ist immer noch ein Geheimnis der Natur oder der Schöpfung – ein Wunder eben, das uns jedes Mal wieder in Staunen versetzt.

Wir wissen aber, dass die Entstehung neuen Lebens nur dann möglich ist, wenn die Bedingungen für alle Beteiligten zumindest ausreichend gut sind.

Auf der Seite der Frau:

- Die Gebärmutterschleimhaut wurde in der ersten Zyklushälfte hoch genug und wohl genährt aufgebaut.
- Es hat ein Eisprung stattgefunden oder dieser steht unmittelbar bevor.
- Der pH-Wert in der Vagina ist leicht basisch.
- Die Eileiter sind durchlässig (in beide Richtungen).
- Die Einnistung in die Gebärmutterschleimhaut funktioniert reibungslos.

Auf der Seite des Mannes:

- Möglichst viele, schnelle, normal geformte Spermazellen.

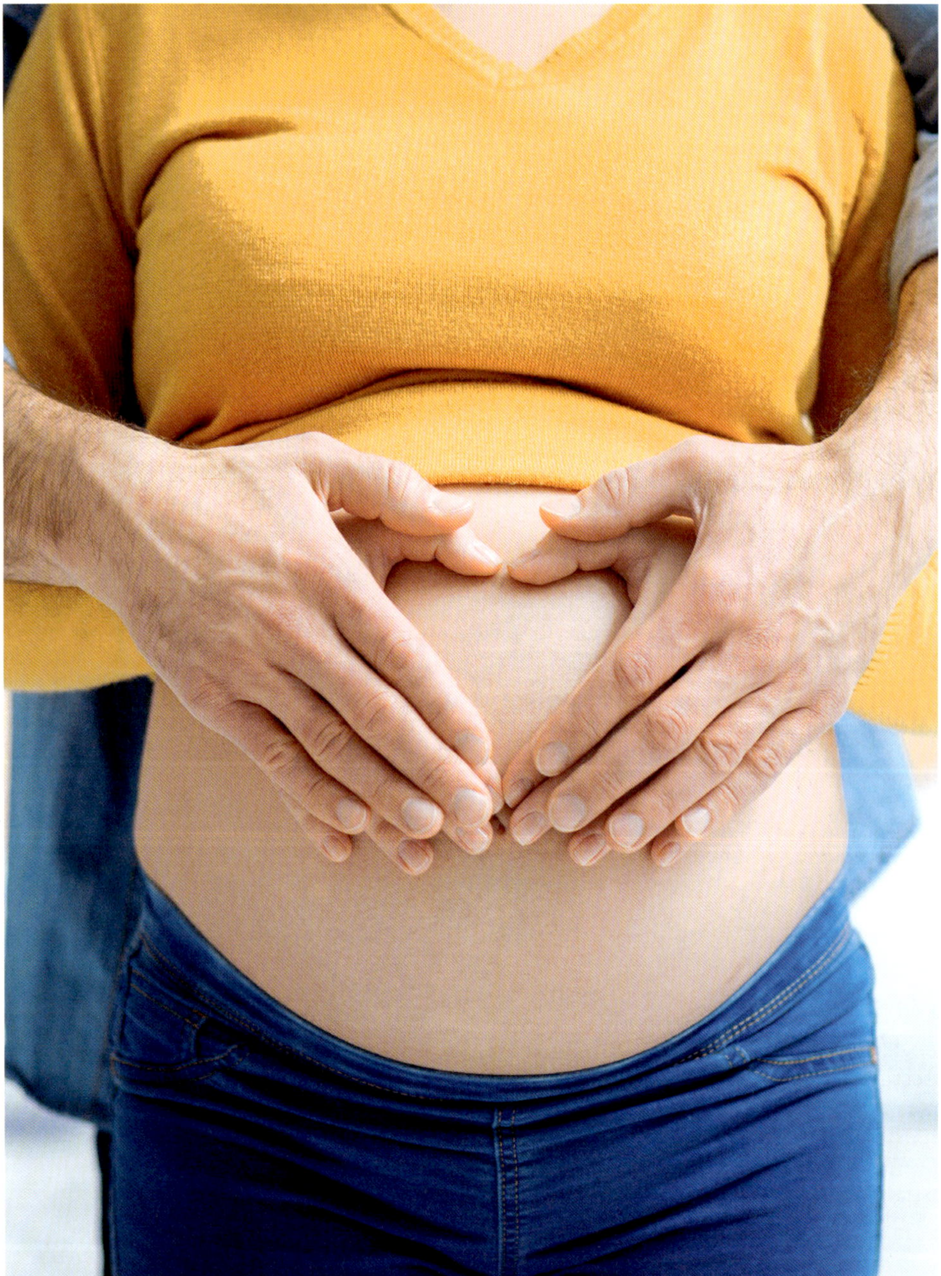

WAS IST ANDERS ÜBER 40?

Ist 40 wirklich das neue 30 – wie es oft so schön heißt? Ist man tatsächlich nur so alt, wie man sich fühlt? Für unsere Fruchtbarkeit gilt dies leider nicht so pauschal.

Wer den 40. Geburtstag schon gefeiert hat, hat seinen biologischen Fruchtbarkeitshöhepunkt mindestens seit 15 Jahren überschritten. Das ist nicht weiter tragisch. Es sollte uns nur bewusst sein, dass wir im fünften Lebensjahrzehnt nicht mehr nach Lehrbuch funktionieren – weder Frau noch Mann. Genauso wie es z. B. am Bewegungsapparat mit der Zeit vermehrt zu Symptomen, wie chronischen Rückenschmerzen, Bandscheibenvorfällen und Arthrose kommen kann, stellen sich auch bei den an der Fortpflanzung beteiligten Organen »Verschleißerscheinungen« ein. Dies ist ein schleichender Prozess, der in etwa ab dem 30. Geburtstag beginnt, sich aber oft schon mit Mitte 30 bemerkbar machen kann.

DAS GOLDENE DREIECK

Die Geschlechtsorgane sind nicht autark, sondern funktionell eng verbunden mit der Schilddrüse und den Nebennieren. Wir bezeichnen diese drei Organe gerne als das »goldene Dreieck«. Die Schilddrüsenfunktion hat über die Schilddrüsenhormone einen direkten Einfluss auf die Geschlechtshormone. Dies gilt auch für die Nebennieren, die über die Ausschüttung von DHEA, Pregnenolon und Progesteron sowie des Stresshormons Cortisol mit den Geschlechtsorganen verbunden sind. Wir kommen auf die Zusammenhänge noch im Detail zu sprechen. Stress und auch lebensstilbedingte Störungen im goldenen Dreieck sind mit über 40 viel häufiger als in jüngeren Jahren und können die Fruchtbarkeit beeinträchtigen.

Die Auswirkungen sind häufig messbar als Progesteronmangel bei der Frau und Testosteronmangel beim Mann.

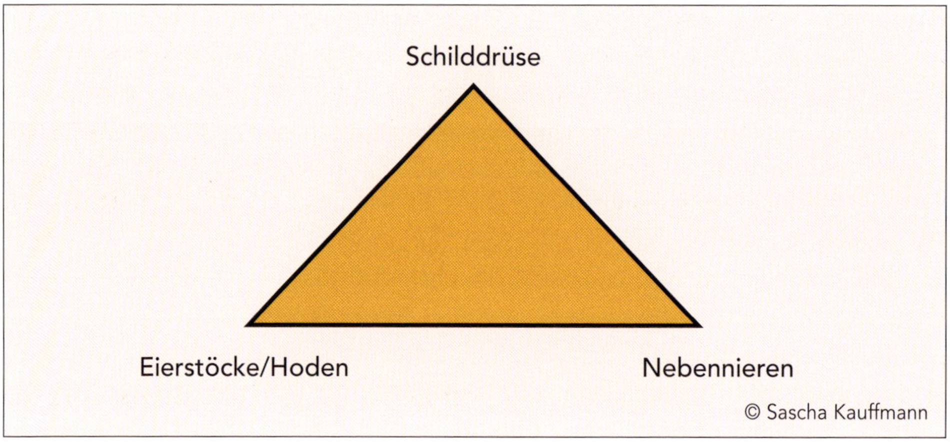

Das goldene Dreieck

PROGESTERONMANGEL: FEHLENDER EISPRUNG UND GELBKÖRPERSCHWÄCHE

Die häufigste hormonelle Störung einer Frau über 40 ist der Progesteronmangel, manchmal in Kombination mit schwankenden Östrogenspiegeln in der zweiten Zyklushälfte. Daher sieht der typische Zyklus möglicherweise so aus:

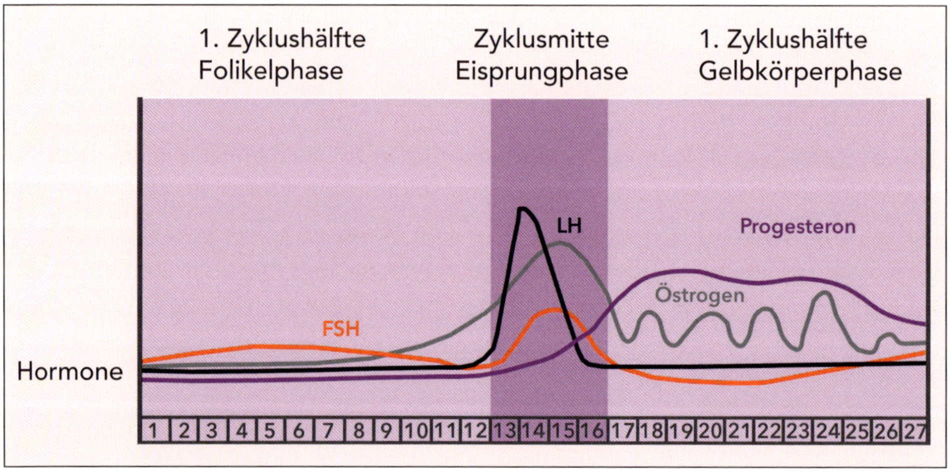

Der weibliche Zyklus über 40

Es gibt zwei hauptsächliche Gründe für Progesteronmangel. Zum einen ist es der ausbleibende Eisprung. Ohne diesen haben wir keinen Gelbkörper und somit auch keinen Progesteronproduzenten. Infolgedessen haben wir keinen Progesteronanstieg in der zweiten Zyklushälfte, aber oft noch normale oder sogar hochnormale Östrogenspiegel.

Der zweite Grund ist eine Gelbkörperschwäche. Diese kommt dann vor, wenn zwar ein Eisprung stattgefunden hat, der Gelbkörper aber nicht mehr ausreichend Progesteron produziert.

In einer Laboruntersuchung kann sich z. B. dieses Bild zeigen:

Parameter	Wert	(VW)	Einheit	Norm		Graphik
Östradiol	134,0	(--)	pg/ml	120-180		
Progesteron	0,2	(--)	ng/ml	10,0-30,0	-	
FSH	5,9	(--)	IU/l	2,0-6,0		
Testosteron	0,34	(--)	ng/ml	0,10-0,90		
Vitamin D 25-OH	27,4	(--)	ng/ml	35-100	-	

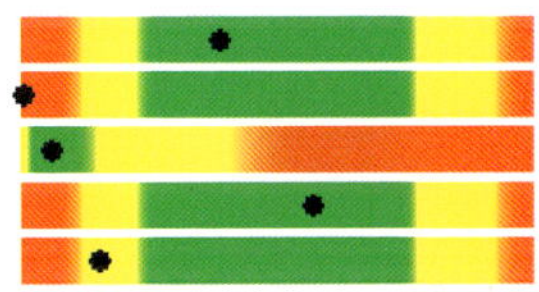

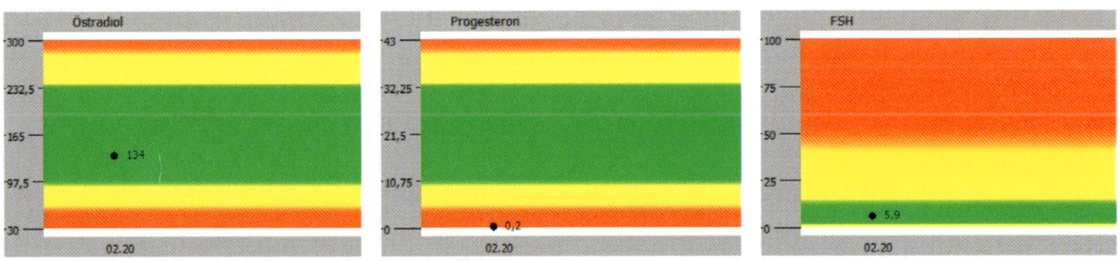

Laborbefund Frau, 42 Jahre

Ein relativer Mangel an Progesteron wird auch oft als »Östrogendominanz« bezeichnet. Diese macht vielen Frauen über 40 oft sehr zu schaffen. Progesteron ist nicht nur wichtig für einen regelrechten Zyklus und für die Schwangerschaft, sondern es sorgt auch für guten Schlaf, für gute Stimmung und eine optimale Immunreaktion. Fehlt Progesteron, so merken viele Frauen dies deutlich an typischen Symptomen. Anhand unseres Selbsttests können Frauen leicht feststellen, ob bei ihnen eine Östrogendominanz vorliegen könnte:

Symptom	Trifft zu
Mein Zyklus ist verkürzt (weniger als 25 Tage).	
Ich habe/hatte Myome.	
Vor der Periode habe ich Brustspannen.	
Vor der Periode leide ich an Schlafstörungen.	
Meine Periode ist sehr stark.	
Ich leide an depressiven Verstimmungen vor der Periode.	
Ich leide an fibrozystischer Mastopathie (Knoten- und Zystenbildung in der Brust).	
Ich lege in der 2. Zyklushälfte immer an Gewicht zu.	
Ich neige zu Wassereinlagerungen.	
Meine Periode ist sehr lange (mehr als 5 Tage).	

Wenn Sie mehr als zwei Kreuze gemacht haben, ist es wahrscheinlich, dass Sie an einem Progesteronmangel – aus welchen der Gründe auch immer – leiden.

Während bei fehlendem Eisprung keine Schwangerschaft möglich ist, ist bei einer Gelbkörperschwäche eine Schwangerschaft zwar möglich, aber unwahrscheinlich. Denn die Aufgabe des Progesterons ist es, die Gebärmutterschleimhaut auf die Einnistung in die durch den Östrogeneinfluss aufgebaute Gebärmutterschleimhaut vorzubereiten.

Frau Professor Dr. Ingrid Gerhard ist sicherlich Deutschlands bekannteste Gynäkologin. Wir haben uns mit ihr über das Gelbkörperhormon unterhalten.

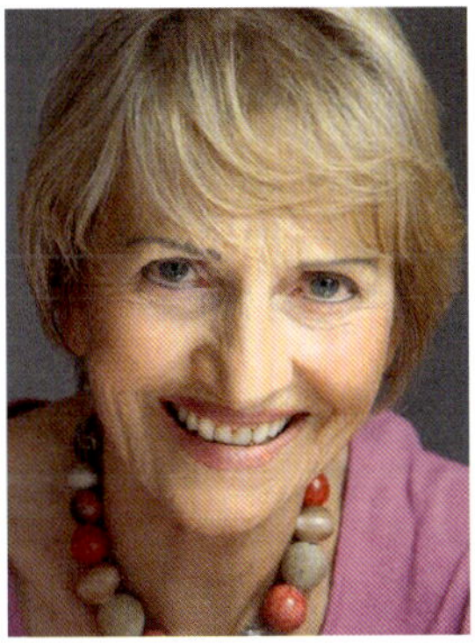

EXPERTIN PROF. DR. INGRID GERHARD, GYNÄKOLOGIN

Ein (relativer) Progesteronmangel ist das häufigste hormonelle Problem von Frauen um die 40. Es scheint, dass immer mehr Frauen bereits auch ab Anfang bis Mitte 30 davon betroffen sind. Was sind die Gründe dafür aus Ihrer Sicht?

Die wichtigsten Ursachen aus meiner Sicht sind zum einen die hormonellen Verhütungsmethoden, die Antibabypille mit Gestagenen (= synthetisches Progesteron, das im Stoffwechsel nicht die Funktion von Progesteron erfüllen kann), die Minipille und auch die Hormonspirale.

Darüber hinaus fehlen vielen Frauen oft wichtige Mikronährstoffe (B6 und weitere B-Vitamine, Jod, Vitamin D, Magnesium, Zink, Omega-3-FS), um Progesteron überhaupt aufbauen zu können.

Hinzu kommen Übergewicht, Funktionsstörungen der Eierstöcke und vor allem Dauerstress. Leider sind Umweltbelastungen auch zunehmend schuld am Progesteronmangel: zum einen als toxische Belastungen, die den Stoffwechsel und die Aktivität der Mitochondrien stören, zum anderen als hormonaktive Substanzen, sogenannte endokrine Disruptoren, die den Steroid-Stoffwechsel beeinflussen und häufig östrogenähnlich wirken. Als modernes Gift wirkt Elektrosmog, der die Durchlässigkeit der Blut-Hirn-Schranke verändert und wichtige Regelkreise im Gehirn und den Hormondrüsen stört.

Wie wirkt sich speziell Dauerstress auf den Progesteronspiegel aus?
Bei Dauerstress aktiviert der Körper die Ausschüttung von Cortisol in der Nebennierenrinde. Da Cortisol aus Progesteron hergestellt wird, sinkt der Progesteronspiegel infolge des erhöhten Verbrauchs. In der Folge bleiben Eisprünge aus und es kommt häufig zu einer Östrogendominanz. Daher ist Dauerstress auch eine ungünstige Voraussetzung, um schwanger zu werden.

Bei Dauerstress steigt auch der Prolaktinspiegel und sorgt ebenfalls für ein sinkendes Progesteron. Übrigens: Auch Männer können Progesteronmangel entwickeln, der dann zu einem Testosteronmangel führen kann.

Ganz entscheidend ist aber auch, dass Dauerstress und der damit verbundene Progesteronmangel sich auf die Funktion von GABA (Anm. d. Verlags: Gamma Amino-Buttersäure, ein Neurotransmitter) negativ auswirkt. Daher klagen Frauen (aber auch Männer) in diesen Fällen über Reizbarkeit, depressive Verstimmungen und Schlafstörungen. Progesteronmangel ist in der heutigen Zeit mit den vielfachen Stressbelastungen leider sehr häufig und kann zu starken Einschränkungen der Lebensqualität führen. Leider wird diesem Phänomen in der normalen gynäkologischen Sprechstunde kaum Beachtung geschenkt.

Wie lässt sich ein Progesteronmangel feststellen?
Für Frauen mit regelrechtem Zyklus von 28 Tagen ist es sinnvoll, am 22. Zyklustag eine Blutabnahme oder eine Speichelprobe durchzuführen. Es bietet sich an, bei der Gelegenheit auch die anderen Geschlechtshormone – Östrogen und Testosteron – sowie die Nebennierenrindenhormone Cortisol und DHEA zu bestimmen. Frauen nach den Wechseljahren und Männer können die Laboruntersuchung zu jedem Zeitpunkt durchführen.

Mit welchen natürlichen Mitteln lässt sich der Progesteronhaushalt stabilisieren?
Zunächst muss die Ursache für den Hormonmangel gefunden werden. Ist es Dauerstress – bei stark erhöhten Cortisolwerten – sollte in jedem Fall versucht werden, seinen Lebensstil zu ändern.

Alles was für Entspannung sorgt, ist sinnvoll: Waldspaziergänge, Sport, Yoga, Meditation und nicht zu vergessen: ausreichend Schlaf. Denn eine gute Melatoninproduktion in der Nacht kann maßgeblich zu einer Cortisolreduktion beitragen, was dann den Progesteronspiegel wieder regulieren kann.

Häufig ist auch ein Vitamin-B6-Mangel die Ursache. Ohne Vitamin B6 funktioniert nicht nur die Glückshormonsynthese nicht, sondern die Umwandlung von Cholesterin in Progesteron kommt ebenfalls zum Erliegen.

Die Antibabypille ist im Übrigen der wichtigste Vitamin-B6-Räuber bei Frauen. Frauen, die jahrelang die Pille einnehmen und dann absetzen, um schwanger zu werden, haben u. a. durch leere Vitamin-B6-Speicher häufig hormonelle Probleme, wie z. B. das Post-Pill-Syndrom mit starken Störungen des Zyklus.

Ich setze auch gerne Pflanzenheilmittel ein, die gleichzeitig auf die Stress- und Hormonachse wirken, wie z. B. Alchemilla (Frauenmantel), Agnus castus (Mönchspfeffer), Engelswurz und Traubensilberkerze sowie Nachtkerzenöl.

Frau Professor Dr. Gerhard, wir danken Ihnen für dieses Gespräch.

Es gibt selbstverständlich Frauen, die auch noch mit Mitte 40 monatliche Eisprünge haben. Dies trifft aber sicherlich nicht auf die meisten Frauen zu.

Hormonelle Dysfunktionen sind das häufigste Problem bei Menschen über 40, aber weitaus nicht das einzige. Bei Frauen verringert sich die Eizellreserve um bis zu mehrere Hundert Eizellen monatlich. Zudem nimmt auch die Eizellqualität kontinuierlich ab. Schäden an den Eizellen können die empfindliche Erbsubstanz (DNA) schädigen.

TESTOSTERONMANGEL: LIBIDOVERLUST UND EREKTIONSSTÖRUNGEN

Auch Männer altern, auch wenn sie sich das oft nicht eingestehen wollen. Sie gehen durch eine Phase ähnlich wie die Menopause, die Andropause (*Andro* = Mann), auch *Klimakterium virile* genannt. In dieser Phase nimmt die Produktion von Testosteron und Progesteron ab.

Anders als bei der Frau findet der Rückgang dieser Hormone sehr langsam statt, sodass die Ausprägungen und Symptome nicht so drastisch sind wie bei einer Frau. Dies kann durchaus bei einigen Männern bereits mit Mitte 30 der Fall sein, wohingegen andere noch mit 60 gute Progesteron- und Testosteronwerte aufweisen.

Auch für Männer ist Progesteron das wichtigste Vorläuferhormon, insbesondere für Testosteron. Männer über 40 haben oft einen zu geringen Progesteronspiegel. Dieser ist häufig bereits erniedrigt, wenn das Testosteron noch knapp in der Norm ist. Während Frauen deutliche Symptome bei Progesteronmangel verspüren, sind diese bei Männern nicht so stark oder kaum merklich ausgeprägt. Spätestens aber wenn Testosteron abfällt, merken die Männer dies. Der folgende Befund zeigt die typische Hormonsituation eines Mannes von Anfang 40. Wir sehen einen niedrigen Testosteron- und kaum nachweisbare Progesteronwerte. Durch Dauerstress und somit ständig erhöhte Cortisolspiegel ist das Progesteron und in Folge das Testosteron (und auch das Östradiol) gesunken. Wir kommen auf diese Zusammenhänge später noch einmal zu sprechen.

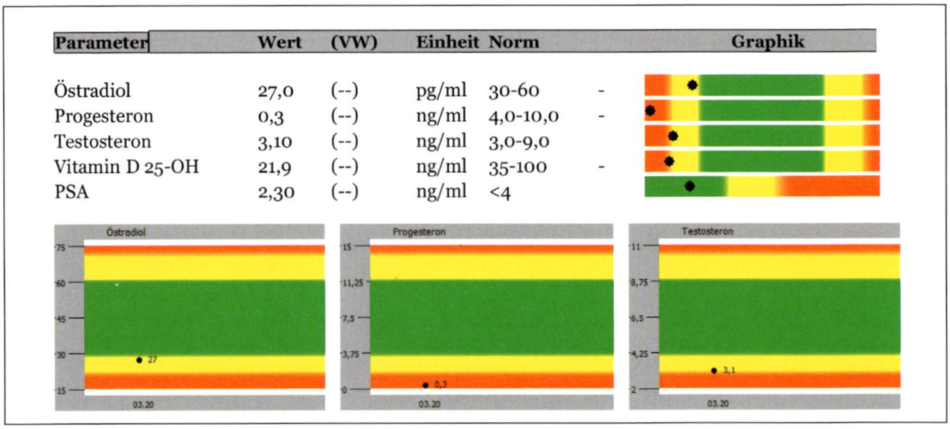

Parameter	Wert	(VW)	Einheit	Norm		Graphik
Östradiol	27,0	(--)	pg/ml	30-60	-	
Progesteron	0,3	(--)	ng/ml	4,0-10,0	-	
Testosteron	3,10	(--)	ng/ml	3,0-9,0		
Vitamin D 25-OH	21,9	(--)	ng/ml	35-100	-	
PSA	2,30	(--)	ng/ml	<4		

Laborbefund Mann, 44 Jahre

Testen Sie doch einmal anhand unseres Fragebogens, ob Sie von einem Testosteronmangel betroffen sein könnten:

Symptom	Trifft zu
Ich leide an Libidoverlust.	
Ich nehme schnell an Gewicht zu.	
Ich fühle mich oft (grundlos) müde.	
Ich leide zeitweilig oder dauerhaft an Erektionsstörungen.	
Ich habe Hitzewallungen.	
Ich bin oft antriebslos.	
Der Muskelaufbau ist schwieriger geworden (durch Kraftsport z. B.).	

Wenn Sie mehr als zwei Kreuze gemacht haben, ist es wahrscheinlich, dass Sie an einem Testosteronmangel leiden. Dieser kann einen negativen Effekt auf Ihre Spermienqualität – aber auch auf Ihre restliche Gesundheit – haben.

DAS POST-PILL-SYNDROM

Bei vielen Frauen kommt es nach Absetzen von Pille, Hormonspirale, Hormonspritze oder auch NUVA-Ring für einen Zeitraum von mehr als sechs Monaten nicht zu einem störungsfreien Rhythmus, bei einigen Frauen um die 40 stellt sich der Zyklus gar nicht oder nur schwer wieder ein. Das Risiko für das Post-Pill-Syndrom steigt mit der Dauer der hormonellen Verhütung.

Die Pille ist nach wie vor das beliebteste Verhütungsmittel, denn sie ist zweifelsohne sehr sicher und hat noch einige gerade für junge Frauen angenehme Nebenwirkungen, wie eine reinere Haut und schmerzfreie Periode. Die Risiken, wie eine erhöhte Thrombose- und Embolieneigung, fallen gerne unter den Tisch. Spätestens aber, wenn sich Ende 30 bzw. Anfang 40 doch der Kinderwunsch meldet, dann merken viele Frauen, dass die Pille jahrelang massiv in die Hormonregulation des Körpers eingegriffen hat.

Das Absetzen der Pille bringt den Körper im wahrsten Sinne des Wortes erst einmal aus der Fassung und stürzt ihn in ein hormonelles Chaos. Dass der Körper so reagiert, ist eigentlich nicht verwunderlich, denn er wurde jahrelang durch einen Chemiecocktail künstlich schwanger gehalten und aus seinem natürlichen Rhythmus gebracht. Auch wenn die Periode wieder einsetzt, sind häufig Zyklen ohne Eisprung vorhanden, was sich anhand der Basaltemperatur und eines Ovulationstests schnell überprüfen lässt. Die Eierstöcke und auch die Gebärmutter(schleimhaut) wurden über Jahre in Ruhestand geschickt. Wie sollen sie es so schnell wieder schaffen, zur Normalität zurückzufinden?

Zudem: Durch die Pille wird dem Körper vor allem Vitamin B6 entzogen und somit Darm und Leber belastet. Jungen Frauen in dieser Situation wird geraten, erst einmal sechs Monate abzuwarten, wenn nach Absetzen der Pille Störungen im Zyklus einsetzen.

Das können wir aber Frauen um die 40 aus Zeitgründen nicht empfehlen. Sollten Sie nicht nach acht Wochen wieder einen regelrechten Zyklus haben, dann wäre eine gründliche Untersuchung bei einem Gynäkologen notwendig.

Wir haben die Erfahrung gemacht, dass durch eine Jod-, Vitamin-D- und -B6-Gabe der Zyklus nach einigen Wochen einsetzt, wenn keine sonstigen Stressoren bestehen.

Auch wenn wir nicht mehr in der hormonellen Hochphase unseres Lebens stehen, sind wir doch oft noch fruchtbar. Frauen haben in aller Regel mit Anfang 40 noch drei bis fünf fruchtbare Jahre vor sich. Männer noch mehr. Nur bei ca. einem Prozent aller Frauen kommt es vor dem 40. Lebensjahr zu einer vorzeitigen Menopause, also zu einem vollständigen Versiegen der Eierstockfunktion. Die allermeisten europäischen Frauen sind erst mit ca. 51 Jahren, einige sogar erst mit Ende 50, in der Menopause.

Wir können die biologische Uhr ein Stück weit verlangsamen. Dafür müssen wir zunächst wissen, wie schnell sie für uns persönlich tickt. Wo stehen wir zeitlich – wie viel Zeit bleibt uns noch? Wie ist es um unsere Fruchtbarkeit bestellt? Das sind zugegebenermaßen unangenehme Fragen, die aber beantwortet werden müssen.

Wir raten daher, zunächst einen gründlichen Check-up beim Gynäkologen bzw. beim Urologen vornehmen zu lassen, um Gewissheit über die eigene Fruchtbarkeit zu haben.

Diese Untersuchungen sind zwingend notwendig, da wir nicht mehr viel Zeit zum Probieren und Abwarten haben. Es gilt, keine Zeit zu verlieren!

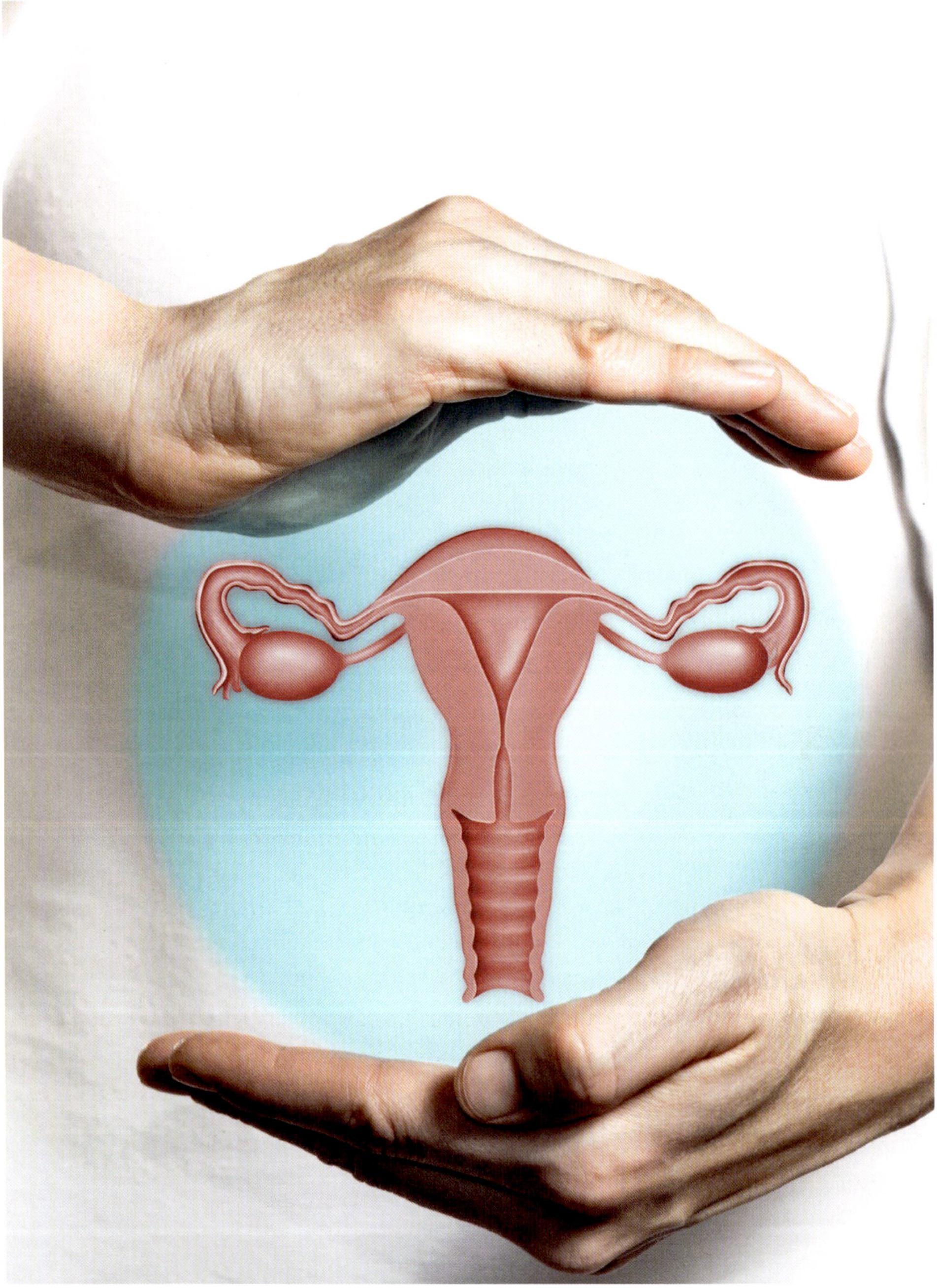

DER CHECK-UP BEIM GYNÄKOLOGEN

Wie sage ich es meinem Gynäkologen? Am besten direkt auf den Kopf zu. Ein später Kinderwunsch ist nichts, für was frau sich schämen müsste. Suchen Sie sich Ihren Gynäkologen sorgfältig aus. Am besten jemanden, der sich mit der Betreuung »später« Kinderwunschpatientinnen auskennt. Die Person, die Sie durch das Abenteuer Schwangerschaft begleitet, sollte jemand sein, dem Sie bedingungslos vertrauen. Sie brauchen jemanden, der Ihnen Mut macht und niemanden, der Ihnen Statistiken vorbetet, wie gering Ihre Chancen rein rechnerisch eigentlich sind. Ihr Gynäkologe sollte Sie zudem *sehr gründlich* untersuchen, damit Sie wissen, wie es um Ihre Fruchtbarkeit überhaupt bestellt ist.

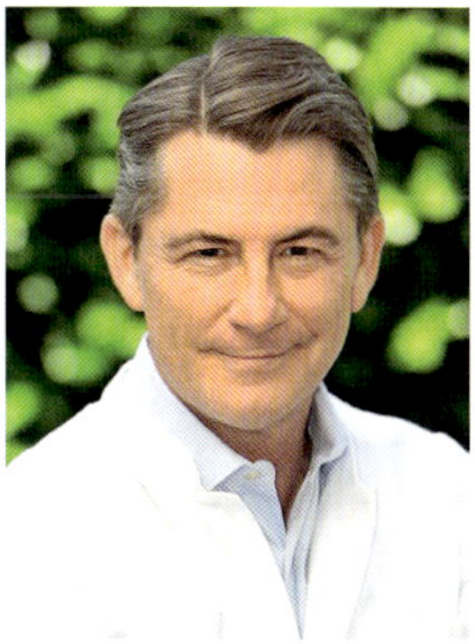

EXPERTE DR. GUIDO HOFMANN, GYNÄKOLOGE

Dr. med. Guido Hofmann ist ein Gynäkologe, der seit vielen Jahren Paare mit Kinderwunsch ganzheitlich betreut, auch Paare über 40 Jahre. Wir haben uns mit ihm über sinnvolle Erstuntersuchungen unterhalten.

Welche Untersuchungen sollten Frauen, die mit über 40 schwanger werden möchten, unbedingt durchführen, um mögliche Hindernisse frühzeitig zu erkennen?
Ich empfehle im Rahmen meiner integralen Kinderwunschbehandlung zügig eine Reihe von Untersuchungen, grundsätzlich aber sind zunächst möglichst frühzeitig **zwei wesentliche Untersuchungen** von Bedeutung. Diese führe ich aus langjähriger Erfahrung heraus systematisch vor jeder Kinderwunschbehandlung durch.

1. Zyklusmonitoring mit Ultraschall und Bluttests

Der natürliche Zyklus einer Frau ist von zentraler Bedeutung. Nach ausführlicher Anamnese führe ich ein Zyklusmonitoring am etwa 5., 15. und 25. Zyklustag mit Ultraschallfollikulometrie und Blutuntersuchungen durch. Hierdurch kann ich feststellen, ob der Zyklus noch regelrecht verläuft und die Follikelreifung sowie der Eisprung überhaupt noch stattfinden. Die Blutuntersuchungen umfassen zum einen die Hormone FSH, Östrogen (17-ß-Estradiol), LH und Progesteron, Testosteron, Prolaktin und ein komplettes Schilddrüsenprofil und das Anti-Müller-Hormon.

2. Prüfung der Eileiterdurchgängigkeit

Die zweite enorm bedeutsame Untersuchung vor jeder Behandlung ist die Überprüfung der Eileiterdurchgängigkeit der Frau. Hierzu verwende ich seit mehr als 20 Jahren eine schonende Ultraschallmethode, die sogenannte HyCoSo-Methode. Hierbei wird schonend in lokaler Betäubung eine Kontrastmittellösung in die Gebärmutter eingebracht und so u. a. die Eileiterdurchgängigkeit, der sogenannte Tubenfaktor festgestellt. Die diagnostische Sicherheit dieser Methode beträgt bei guter Erfahrung des Untersuchers mehr als 90 Prozent. Darüber hinaus werden die Eileiter zusätzlich durch diese Untersuchung gespült, und die Schwangerschaftsrate erhöht sich meiner Erfahrung nach – und durch Studien deutlich bestätigt.

Eine wissenschaftliche Untersuchung konnte eine dreifach erhöhte Schwangerschaftsrate nach dieser Behandlung bestätigen. Nicht selten tritt nach manchmal jahrelangen erfolglosen Versuchen noch im gleichen Zyklus, in dem die Untersuchung stattfand, eine Schwangerschaft ein. Dies hat mich anfangs oft freudig überrascht, da eine solche unkomplizierte Untersuchung einen solch tollen Erfolg zeigte. In der Regel ist Kinderwunschbehandlung ja doch eher von Geduld und Ausdauer geprägt. Sind die Eileiter verschlossen, ist eine Schwangerschaft auf normalem Wege allerdings nicht möglich. Hier kann dann nur zügig die sogenannte assistierte Reproduktion (z. B. IVF, ICSI) im Kinderwunschzentrum helfen. Diese Untersuchungen sind für die Patientin wesentlich weniger belastend als eine Bauchspiegelung in Vollnarkose.

Das Anti-Müller-Hormon ist ein Labormarker, dessen Ergebnis häufig mit Angst erwartet wird. Welche Aussage hat dieser wirklich?
Im Rahmen der Blutuntersuchungen führe ich grundsätzlich auch den Anti-Müller-Hormon (AMH)-Test durch. Hierbei ist es von großer Bedeutung, die Patienten vorab darüber aufzuklären, dass der AMH-Wert aber kein Maß für die Fruchtbarkeit der Frau per se ist, sondern nur eine Aussage über die sogenannte ovarielle Reserve trifft. Dies ist deswegen von großer Bedeutung, da Frauen auch mit niedrigen AMH-Werten schwanger werden können und solche mit hohem Wert auch nicht. Dies wird leider von Patienten und auch Gynäkologen oft missverstanden. Für mich persönlich hat z. B. dieser Wert in der Kinderwunschbehandlung eine eher untergeordnete Bedeutung und muss immer mit anderen Untersuchungsergebnissen gemeinsam interpretiert werden. Im Übrigen hat der AMH-Wert auch eine gewisse Schwankungsbreite und lässt sich in Maßen durch naturheilkundliche Therapien (wie z. B. Vitamin-D-Optimierung) beeinflussen. Bei Frauen mit PCO-Syndrom ist er oft hoch und dennoch ist die Fruchtbarkeit bei dieser Patientengruppe eingeschränkt.

Welche Risiken bestehen für Frauen durch eine Ü40-Schwangerschaft im Vergleich zu jüngeren Frauen?
Formal sind vor allem das Fehlgeburtsrisiko, das EPH-Gestoserisiko (Präeklampsie) und das Fehlbildungsrisiko erhöht. Allerdings lassen sich hier eine Reihe von diagnostischen und (integralen) therapeutischen Maßnahmen durchführen, um diese Risiken zu minimieren.

Wie alt war Ihre älteste Kinderwunschpatientin?
Die älteste Spätgebärende in meiner Praxis mit eigenen Eizellen war 47 Jahre alt. Dies ist natürlich eine Ausnahme, aber dieser Fall zeigt, dass dies grundsätzlich möglich ist. Die älteste schwangere Patientin war 55 Jahre. Hier kam es allerdings nicht zur Geburt.

Herr Dr. Hofmann, wir danken für dieses Gespräch.

DIE CHECK-LISTE ZUR UNTERSUCHUNG BEIM GYNÄKOLOGEN

- Ultraschalluntersuchung der Gebärmutter und der Eierstöcke
- Ultraschalluntersuchungen *während des Zyklus, um* die Follikelreifung und den Eisprung zu überprüfen
- Zyklushormone: FSH, Östrogen (17-ß-Estradiol), LH, Progesteron
- Sonstige Hormone: Anti-Müller-Hormon, Prolaktin, Testosteron
- Prüfung der Eileiterdurchlässigkeit (wenn nicht bereits durch eine Bauchspiegelung erfolgt)
- Schilddrüsencheck mit Ultraschall der Schilddrüse, Schilddrüsenhormone und Antikörper

HÄUFIGE PROBLEME ÜBER 40: PCOS, MYOME UND ENDOMETRIOSE

Eine gründliche Untersuchung beim Gynäkologen kann bereits viele mögliche (behandelbare) Hindernisse für eine Schwangerschaft erkennen, wie z. B.:

- PCOS (Polyzystisches Ovarialsyndrom): Dies ist eine Erkrankung der Eierstöcke, bei der sich immer wieder viele kleine unreife Eibläschen (Zysten) bilden, aber es findet kein Eisprung statt. Dadurch kommt es zu einem Ungleichgewicht zwischen Östrogen, Progesteron, Testosteron, häufig auch von Prolaktin und dem Nebennierenrindenhormon DHEA. Die Zyklen sind unregelmäßig. Das PCOS ist eine der häufigsten Ursachen für unerfüllten Kinderwunsch. Oft bestehen noch weitere Störungen, wie ein erhöhter Testosteronspiegel und eine gestörte

Insulinresistenz (Prädiabetes). Die Ursachen für das PCOS sind noch nicht geklärt.

- Myome (gutartige Wucherungen in der Gebärmutter): Diese kann der Gynäkologe durch eine Ultraschalluntersuchung feststellen. Nicht jedes Myom stellt ein Problem da, aber viele Myome und vor allem große Myome können eine Schwangerschaft sehr erschweren.

Neben Myomen und PCOS leiden einige Frauen über 40 auch an einer Endometriose. Dies ist ein recht häufiger Befund, der oftmals leider nicht oder erst sehr spät erkannt wird.

Dazu haben wir uns mit Herrn Dr. med. Clemens Stock, Gynäkologe, Chefarzt am Evangelischen Krankenhaus Mettmann und Experte für Endometriose, unterhalten:

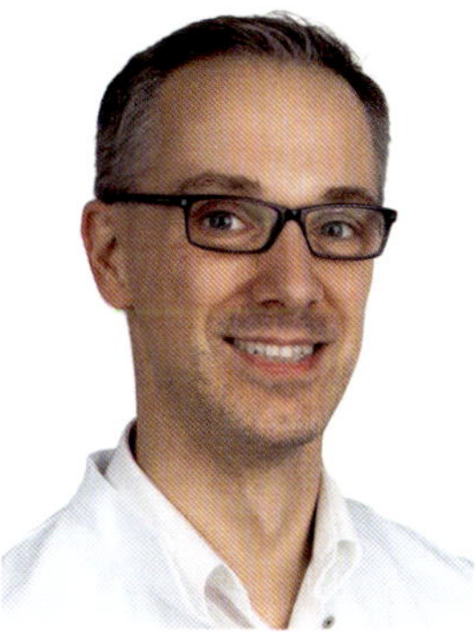

EXPERTE DR. CLEMENS STOCK, GYNÄKOLOGE

Was genau ist eine Endometriose und welche Symptome erzeugt sie bei den betroffenen Frauen?

Endometriose ist eine grundsätzlich gutartige Erkrankung, bei der sich Gebärmutterschleimhaut (lat.: *Endometrium*) außerhalb der Gebärmutter ansiedelt. Die Ursache ist bis heute nicht geklärt, es gibt aber mehrere Theorien. Die aktuellste geht davon aus, dass es zum Abschwemmen von einer Art Gebärmutterstammzellen durch die Eileiter in die Bauchhöhle kommt. Durch die Ausschüttung lokaler Botenstoffe und Hormone (u. a. Östrogen) wachsen diese Zellen dann im Bauchfell, den Eierstöcken oder auf Organen der Bauchhöhle an und erzeugen eine Entzündungsreaktion. Die Symptome sind vielfältig und oftmals unspezifisch: Chronische Unterbauchschmerzen, unverhältnismäßig starke Regelschmerzen, Schmerzen beim Geschlechtsverkehr sind am weitesten verbreitet. Auch bei Kinderwunschpatientinnen sehen wir vergleichsweise oft Endometriosebefunde. Gelegentlich können periodenabhängige Blutabgänge aus Blase oder Darm auftreten.

Ist die Endometriose weit verbreitet?
Ja. Man geht von ca. 3,5 bis 10 Prozent der weiblichen Bevölkerung aus, wobei die Ausprägung ganz unterschiedlich sein kann. Da nicht jede Frau mit typischen Beschwerden auch diagnostiziert wird, ist die Dunkelziffer wohl recht hoch. Insgesamt führt Endometriose zu 20.000 Krankenhausaufenthalten pro Jahr in Deutschland und zu volkswirtschaftlich messbaren Kosten durch endometriosebedingte Arbeitsausfälle der Betroffenen.

Wie lässt sich eine Endometriose diagnostizieren?
Eine sichere Diagnose setzt eine diagnostische Bauchspiegelung mit Gewebeprobe unabdingbar voraus. Da die Symptome oft unspezifisch sind und bildgebende Verfahren wie Ultraschall oder CT allenfalls hinweisgebend sein können, lässt sich dieser kleine Eingriff in Vollnarkose nicht vermeiden. Auch eine Sicherung eines endometrioseverdächtigen Befundes ist unbedingt notwendig. Nur bei einem Drittel der Frauen, die wegen des Verdachts auf Endometriose eine Bauchspiegelung erhalten, kann die Diagnose hinterher auch vom Pathologen bestätigt werden. Die Bauchspiegelung hat aber gleichzeitig den Vorteil, dass auch Begleitbefunde wie Verwachsungen festgestellt oder die Durchgängigkeit der Eileiter überprüft werden kann, sofern es sich um eine Kinderwunschpatientin handelt. Trotz dieser klaren und einfach durchzuführenden Diagnostik beträgt der Krankheitsverlauf bis zur Diagnose in Deutschland im Durchschnitt sechs Jahre! Das verschlechtert für viele Betroffene die Prognose z. B. des Kinderwunsches oder der Organfunktionen. Von den Beschwerden in diesem Zeitraum einmal ganz abgesehen.

Wie kann eine unbehandelte Endometriose die Fruchtbarkeit beeinträchtigen?
Mehrere Einflüsse kommen dafür in Betracht: Endometriose bildet z. T. erhebliche Verwachsungen, die auch die Eierstöcke und Eileiter betreffen können. Dadurch ist der Auffangmechanismus für die Eizellen gestört und die Eizelle gelangt nicht durch die Eileiter in die Gebärmutter. Auch das biochemische Milieu in der Bauchhöhle ist durch die Freisetzung von Entzündungsbotenstoffen zu Ungunsten der Eizellen gestört. Aus sehr interessanten Studien weiß man aber auch, dass bei Endometriosepatientinnen sogar die Qualität der Eizellreifung und somit Eizellqualität gestört ist. Der zugrundeliegende Mechanismus ist bisher nicht geklärt.

Welche Möglichkeiten der Behandlung gibt es?
»Die« eine Behandlungsmethode gibt es nicht. Deshalb ist es unsere Aufgabe als Endometriosespezialisten, ein individuelles Therapiekonzept mit der Betroffenen zu erstellen. Denn wie schon gesagt: Endometriose ist eine gutartige Erkrankung, die Behandlung muss sich also anders als bei einem Tumorleiden sehr an der persönlichen Symptomatik orientieren, weil je nach Ausprägung der Erkrankung der Aufwand und die Nebenwirkungen einer Therapie bedeutsam sein können. Die erste Therapiesäule ist die Operation, bei uns nahezu immer per Bauchspiegelung. Dabei versuchen wir, möglichst alle Endometrioseherde zu entfernen. Das sind z.T. sehr anspruchsvolle Eingriffe, da wir einerseits bei Patientinnen mit Kinderwunsch die Organe erhalten und nicht beeinträchtigen wollen, andererseits aber die Endometriose weitreichend reduzieren möchten. Das ist je nach Beteiligung von Darm, Blase oder Harnleiter oft eine Gratwanderung und setzt eine intensive Aufklärung und gemeinsame Zielfestlegung im Vorfeld voraus. Manche Betroffene nehmen jede Radikalität auf sich, andere definieren von vorneherein die Grenzen (z. B. keinen Darmeingriff), auch wenn dann Endometriosereste verbleiben. Je nach Alter und noch vorhandenem Kinderwunsch, kann es aber auch besser sein, nicht erst ausgedehnt zu operieren, sondern eine Kinderwunschbehandlung in Form einer künstlichen Befruchtungsmaßnahme vorzunehmen. Dazu arbeiten wir mit einem Kinderwunschzentrum zusammen. Ein Vorteil ist, dass einige Medikamente, die die Endometriose ruhigstellen, im Rahmen einer künstlichen Befruchtung verabreicht werden.

Da sind wir bei der nächsten Therapiesäule, den Medikamenten. Es handelt sich dabei entweder um ein Gelbkörperhormon oder um ein Antihormon. Jede effektive Therapie setzt nämlich an der Produktion der Östrogene oder der hormonellen »Ruhigstellung« der Endometriose an. Die Medikamente sind sehr effektiv. D.h. aber auch, dass eine spontane Schwangerschaft während der Medikamenteneinnahme nicht möglich ist. Mit einem gewissen Erfolg wurde lange Jahre auch die Einnahme einer herkömmlichen Antibabypille versucht. Auf die Schmerzen wirkt sich das positiv aus, allerdings kann es trotzdem sein, dass die Ausbreitung der Endometriose darunter fortschreitet.

Daneben gibt es aber auch ergänzende therapeutische Maßnahmen. Dazu gehört eine effektive Schmerztherapie, u. U. eine psychotherapeutische Begleitung oder in ausgeprägten Fällen auch eine Reha-Maßnahme. Ergänzt werden können diese Maßnahmen mit einer angemessenen Ernährung oder entspannenden Verfahren wie Yoga.

Herr Dr. Stock, wir danken für dieses Gespräch.

Kommen Ihnen die Symptome der Endometriose, wie

- starke Regelschmerzen,
- chronische Bauchschmerzen,
- Schmerzen beim Verkehr

bekannt vor? Dann sollten Sie sich an einen Endometriose-Experten wenden. Viele Frauen mit Endometriose können Kinder bekommen. Dazu bedarf es aber zunächst einmal einiger zusätzlicher Untersuchungen und häufig auch einer Kinderwunschbehandlung.

Neben Myomen, PCOS und Endometriose kommen auch noch seltene Erkrankungen vor, die eine Schwangerschaft behindern können, wie z. B.:

- immunologische Störungen: Die Frau bildet Antikörper gegen die eigene Eizelle oder gegen die Spermienzellen des Mannes;
- prolaktinproduzierende Tumore,
- Verwachsungen im Bauchraum nach Operationen.

Bei all den oben erwähnten Störungen sollte eine Frau über 40 sich umgehend in einem Kinderwunschzentrum Rat holen.

Unabhängig davon kann unser Selbsthilfeprogramm unterstützend angewandt werden.

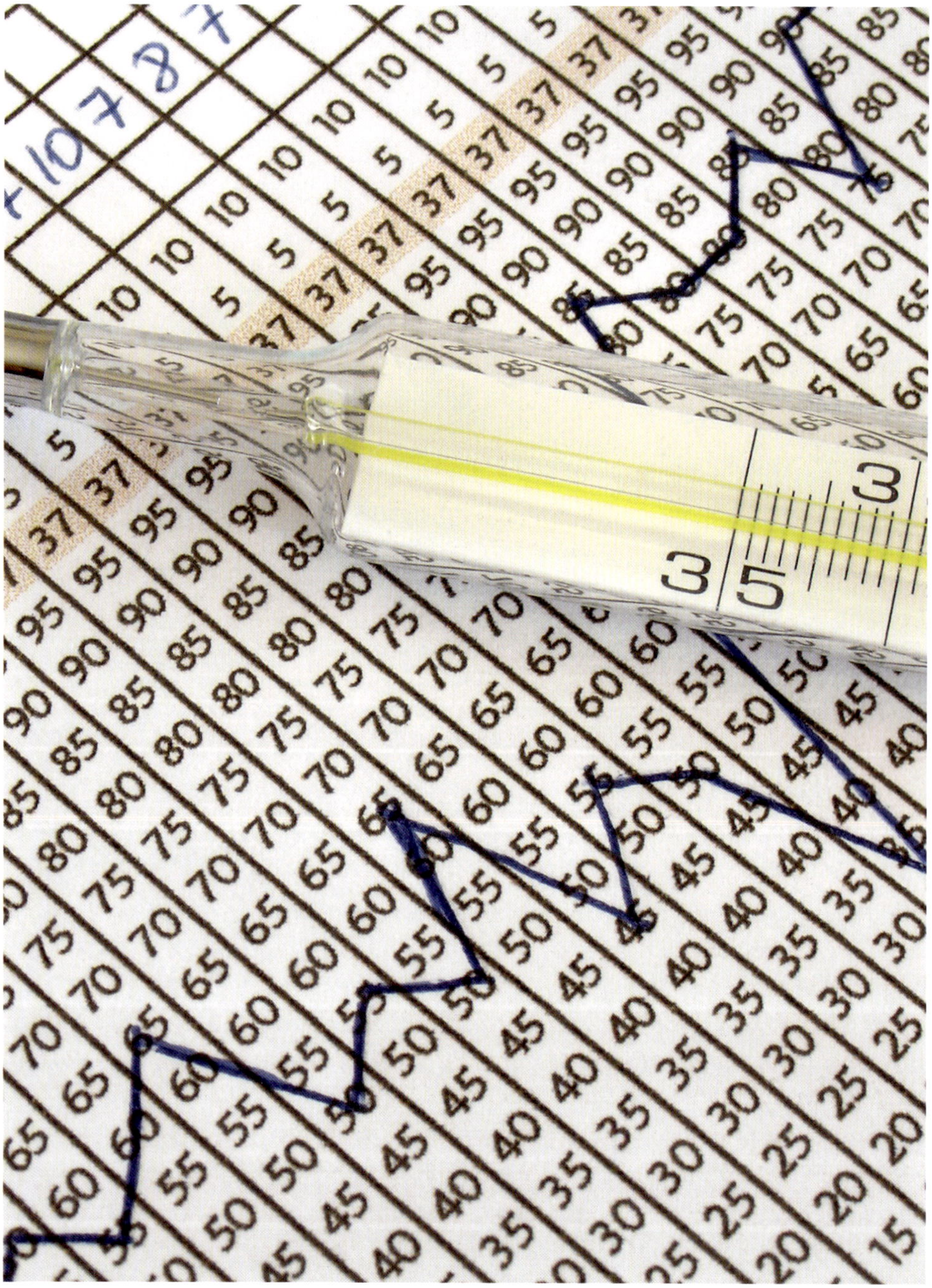

DAS ZYKLUSTAGEBUCH

Die Untersuchungen beim Gynäkologen liegen nun hinter Ihnen und erfreulicherweise konnten keine gravierenden Hindernisse für eine Schwangerschaft festgestellt werden? Dazu beglückwünschen wir Sie.

Allerdings sind durchlässige Eileiter, regelmäßige Eisprünge und eine grundsätzlich hormonelle Normalsituation zwar unabdingbare Voraussetzungen, aber keine Garantie für eine baldige Schwangerschaft.

Wie Sie schon wissen, ist der Zyklus bei Frauen bereits ab 35 häufig nicht mehr so regelmäßig, wie im Biologiebuch dargestellt: Die Zykluslänge kann variieren und somit auch der Eisprung. Daher kann es sein, dass die Werte, die der Frauenarzt ermittelt hat, im nächsten Zyklus so nicht mehr stimmen.

Wir empfehlen daher, ein Zyklustagebuch zu führen, um Ihr eigenes durchschnittliches Zyklusmuster zu erkennen. Somit werden Sie mit der Zeit immer sicherer und erkennen Ihr fruchtbares Fenster schneller.
Dazu benötigen Sie

- ein digitales Thermometer (Basalthermometer), das einen zweistelligen Messwert hinter dem Komma anzeigt,
- ein Zyklusblatt, auf dem Sie monatlich Ihre Beobachtungen zu körperlichen Veränderungen und zur Basaltemperatur aufzeichnen.

Es lohnt sich, ein Zyklustagebuch zu führen und dort nicht nur wie auf dem Zyklusblatt die Temperatur und die Beobachtung des Zervixschleims ggf. ergänzt durch die Untersuchung des Muttermunds festzuhalten, sondern sich auch noch andere Dinge zu notieren, um sich und den eigenen Körper besser kennenzulernen.

Mit ein wenig Übung lässt sich anhand Ihrer Basaltemperatur und einer Körperbeobachtung viel über Ihre eigene Fruchtbarkeit herausfinden. Es könnte durchaus sein, dass Sie feststellen, dass sich Ihr Appetit im Laufe des Zyklus verändert, dass Ihre Haut nicht immer gleich ist, Ihre Libido mal stärker und mal schwächer ausgeprägt ist, Ihre Haare an einigen Tagen schneller fetten, Sie manchmal zu Blähungen, Verstopfung oder Durchfall neigen (und sich das immer im selben Zyklusabschnitt wiederholt), Sie mit bestimmten Situationen an einigen Tagen besser klarkommen, als an anderen etc. Machen Sie sich selber zu Ihrem Lieblingsforschungsobjekt und entdecken Sie, was alles in Ihnen steckt!

KORREKTES MESSEN DER BASALTEMPERATUR

Die Basaltemperatur ist die Körpertemperatur am Morgen nach dem Aufwachen und noch vor dem Aufstehen. Viele nennen sie daher auch einfach die Aufwachtemperatur. Da sich die Basaltemperatur im Laufe des Menstruationszyklus verändert, kann man den Verlauf der Basaltemperaturkurve nutzen, um die fruchtbaren Tage zu erkennen.

Es ist ganz wichtig, dass Sie die Messung direkt nach dem Aufwachen vornehmen, noch *bevor* Sie irgendeine andere Aktivität ausführen. Diese könnte Einfluss auf Ihre Körpertemperatur nehmen und so die Temperaturkurve verfälschen. Die Messung können Sie oral (unter der Zunge) oder im After durchführen. Unter der Achsel zu messen liefert zu ungenaue Ergebnisse. Innerhalb eines Zyklus sollte der Messort allerdings nicht gewechselt werden. Am besten legen Sie sich ein Thermometer griffbereit neben Ihr Bett. Schlaf ist wichtig, auch für eine korrekte Messung. So sind mindestens sechs Stunden Schlaf notwendig, um ein brauchbares Messergebnis zu erhalten, welches man auch verwerten kann.

Notieren Sie Umstände, die Einfluss auf Ihre Basaltemperatur haben könnten, wie eine durchfeierte Nacht, Stress, Krankheit, Alkoholkonsum und Ähnliches. Sie können sich dazu eine Tabelle anlegen, in der Sie alle Informationen eintragen. Man kann es sich auch vereinfachen und eine Zyklus-App nutzen, die in großer Auswahl angeboten werden. Leider sind viele Anwendungen nicht geeignet, da sie nicht die individuellen Daten der Frau auswerten, sondern nur mathematisch die fruchtbaren Tage ermitteln. Dies ist gerade für Frauen über 40 wegen möglicher Zyklusunregelmäßigkeiten nicht hilfreich. Eine kleine Auswahl an guten Apps finden Sie im Anhang. Sollten Sie eine App benutzen, legen Sie Ihr Smartphone bitte nicht (im Betriebsmodus) neben das Bett, sondern notieren die gemessene Temperatur und geben sie später ein. Handystrahlung stört nachweislich den Nachtschlaf.

FÜNF GOLDENE MESSREGELN FÜR DIE BASALTEMPERATUR

1. Täglich immer zur etwa gleichen Uhrzeit.
2. Direkt nach dem Aufwachen, noch vor dem Aufstehen.
3. Immer an der gleichen Körperstelle (im After oder unter der Zunge).
4. Sie sollten mindestens sechs Stunden Schlaf bekommen haben.
5. Legen Sie sich eine Tabelle an oder nutzen Sie eine App.

TYPISCHE TEMPERATURKURVEN BEI FRAUEN ÜBER 40

Häufig haben Frauen über 40 noch einen Verlauf ihrer Basaltemperatur wie viele jüngere Frauen auch. Im Laufe des Zyklus zeigen sich vier unterschiedliche Phasen:

1. Phase
Die individuelle, normale Körpertemperatur.

2. Phase
Eisprung: Abfall der Temperatur und unmittelbar folgend ein deutlicher Anstieg (mindestens 0,2 Grad Celsius).

3. Phase
Gelbkörperphase: Die Temperatur ist konstant erhöht.

4. Phase
Unmittelbar vor dem Beginn der Menstruation sinkt die Temperatur wieder ab.

Die folgende Grafik zeigt die typische Entwicklung der Basaltemperatur im Zyklus einer (grundsätzlich) fruchtbaren Frau:

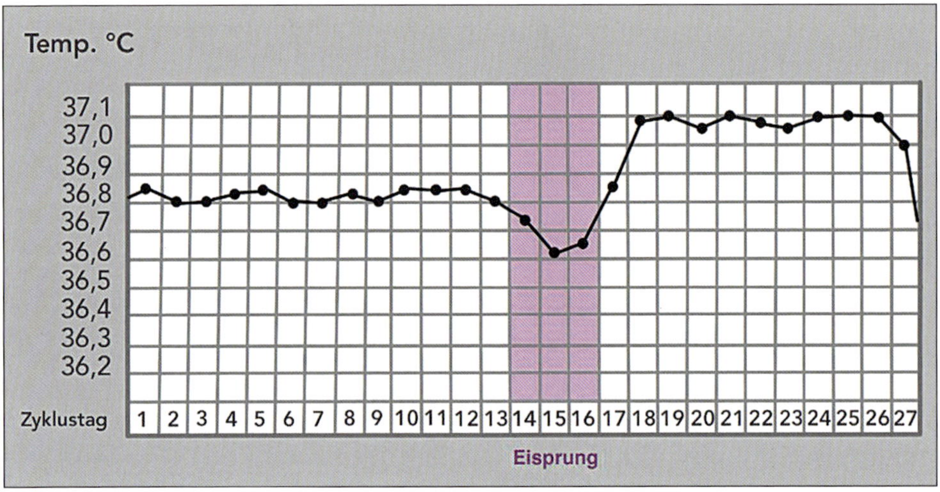

Ab dem 35. Lebensjahr kommt es häufig auch zu einer Gelbkörperschwäche. Dann fällt die Temperatur zu früh wieder ab. Oft tritt auch eine Schmierblutung einige Tage vor dem Beginn der Menstruation auf. Dies ist ein typischer Verlauf bei Gelbkörperschwäche:

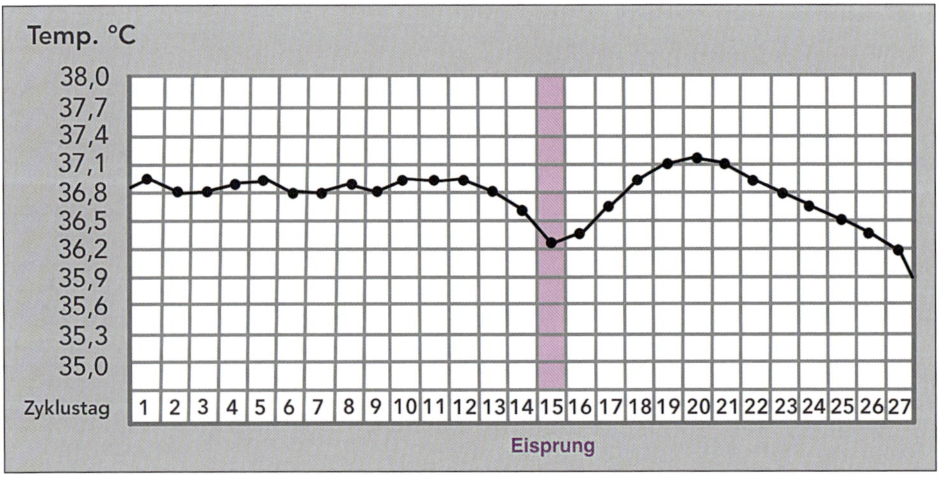

Ab 35 können auch vermehrt Zyklen ohne einen Eisprung vorkommen. Dann werden keine nennenswerten Schwankungen in Ihrer Temperaturkurve festgestellt. Zudem fehlen auch typische Eisprungzeichen, wie spinnbarer, vermehrter Schleim, Mittelschmerz und empfindliche Brüste. So könnte dann die Basaltemperatur verlaufen:

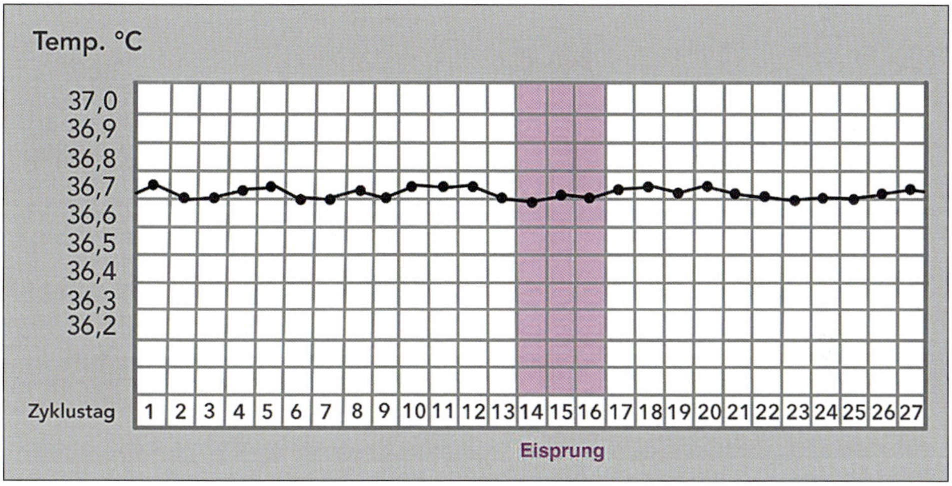

DER OVULATIONSTEST IM URIN

Ein weiteres Hilfsmittel ist ein Ovulationstest, der in jeder Drogerie erhältlich ist. Dieser misst die Konzentration des LH im Urin, das den Eisprung auslöst. Etwa 24 bis 36 Stunden vorher steigt es deutlich an. Durch die Messung lässt sich der Eisprung also eingrenzen. Wichtig: Das LH unterliegt tageszeitlichen Schwankungen und hat sein Maximum in der Nacht. Daher empfehlen wir immer, den Morgenurin für die Messung zu verwenden.

Ein LH-Anstieg ist leider kein sicheres Zeichen für einen Eisprung, denn auf die Hormonausschüttung folgt nicht immer eine Ovulation. Daher empfehlen wir in jedem Fall immer die Basaltemperaturmessung in Kombination mit der Symptombeobachtung.

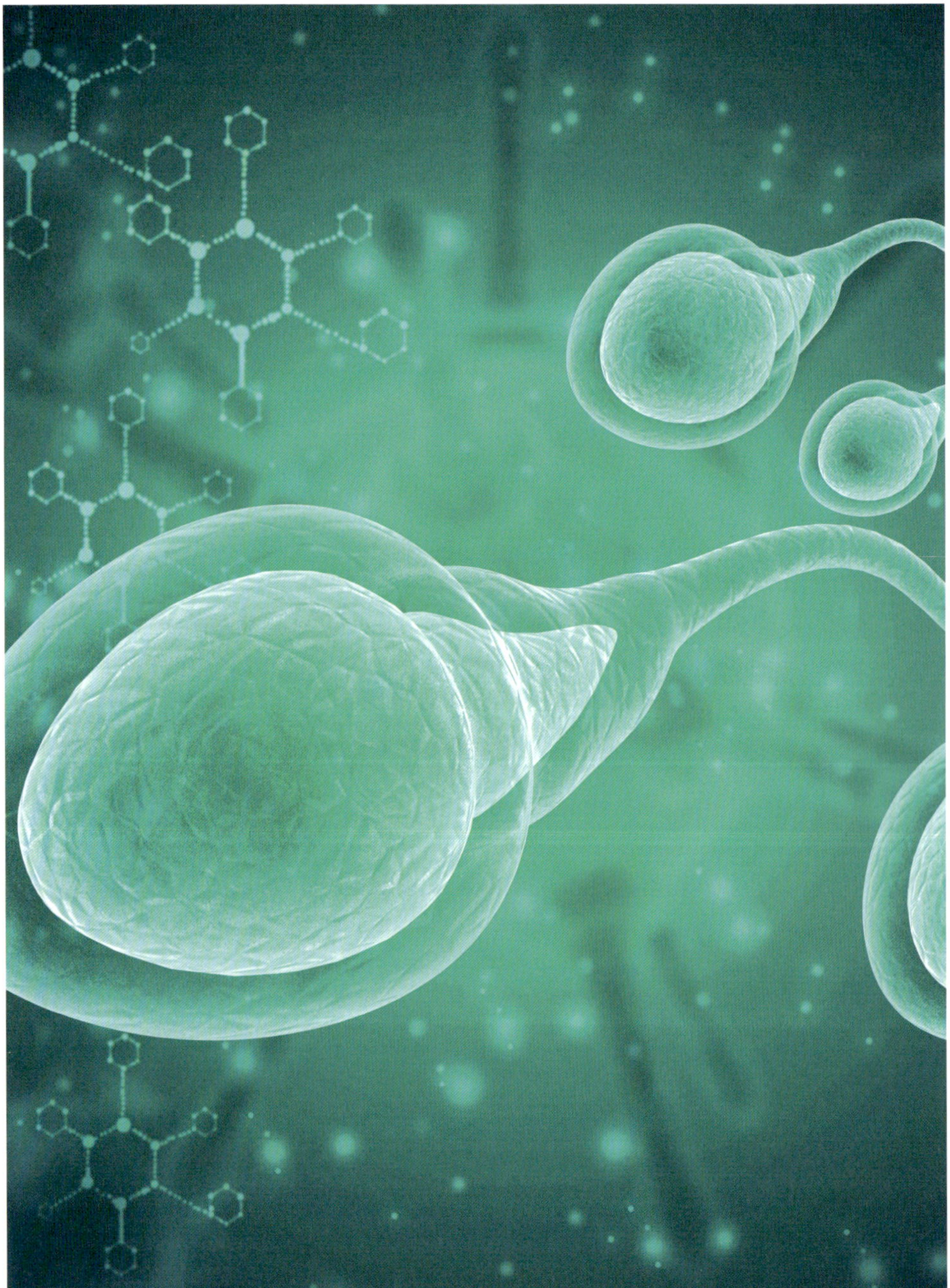

DER CHECK-UP BEIM UROLOGEN

Bin ich überhaupt (noch) zeugungsfähig? – Dies ist eine Frage, die sich nur wenige Männer bewusst stellen.

Während Frauen ab Mitte 30 sich oft schon zu alt wähnen für ein (weiteres) Kind, zweifeln Männer doch eher selten an ihrer Lendenkraft. Dabei liegt bei ungewollt kinderlosen Paaren die Ursache der Infertilität zu 50 Prozent beim Mann. Und mit steigender Tendenz, denn die Spermiogramme werden schon seit Jahrzehnten immer schlechter, auch bei jüngeren Männern. Warum dies so ist, ist nicht eindeutig geklärt. Wissenschaftler machen vor allem Umweltgifte für den zunehmenden Verlust der Zeugungsfähigkeit verantwortlich.

SPERMIOGRAMME VERSTEHEN

Mit über 40 sollte »mann« sich bei Kinderwunsch möglichst schnell Klarheit verschaffen. Dies geht am besten durch ein Spermiogramm. Mit dieser Untersuchung lässt sich die Zeugungsfähigkeit einfach feststellen. Sollten Einschränkungen vorhanden sein, lassen diese sich oft mit modernen naturheilkundlichen Methoden behandeln. Aber dafür muss zunächst einmal geschaut werden, wie es um die Spermien(anzahl) überhaupt steht.

Für einen ersten Überblick kann man sich einen einfachen Spermientest aus dem Drogeriemarkt besorgen. Für ca. 20 Euro lässt sich anhand einer Ejakulatsprobe bestimmen, ob die Anzahl der Spermien im Normbereich liegt. Diese Schnelltests liefern jedoch keine genauen Angaben. Sie geben lediglich an, ob die Spermienmenge pro Milliliter Ejakulat über oder unterhalb von 20 Millionen liegt. Die WHO hat als Richtwert 15 Millionen Spermien festgelegt. Daher kann der Test, falls dieser negativ ausfällt, Männer in unnötige Ängste versetzen, denn auch mit z. B. 18 Millionen Spermien sind sie noch in der Norm.

Wir empfehlen daher, den direkten Weg zum Urologen zu wählen. Das ist für viele Männer sicher etwas unangenehm, aber nur über ein Spermiogramm kann Klarheit geschaffen werden.

Für die Beurteilung eines Spermiogramms hat die Weltgesundheitsorganisation (WHO) feste Kriterien bestimmt. Die wichtigsten lauten:

Kriterium	Bewertung
Ejakulatsvolumen	≥ als 1,5 ml
Spermienkonzentration	≥ 15 Millionen / ml
Spermiengesamtzahl	≥ 39 Millionen
Beweglichkeit (Motilität)	≥ 32 Prozent progressiv bewegliche Spermien (Spermien, die sich vorwärts bewegen)
Morphologie	mindestens 4 Prozent normal geformt
Vitalität (Eosin-Test)	mindestens 50 Prozent lebend

FACHBEGRIFFE IM SPERMIOGRAMM

Eine uneingeschränkte Zeugungsfähigkeit bescheinigt die Diagnose:

Normozoospermie
Die Untersuchung des Ejakulats ist in allen Parametern normwertig.

Die Zeugungsfähigkeit ist eingeschränkt bei diesen Befunden:

Oligozoospermie
Es sind zu wenige Spermien vorhanden.

Asthenozoospermie
Es sind zu wenig bewegliche Spermien vorhanden.

Teratozoospermie
Der Anteil normal geformter Spermien ist zu gering.

Azoospermie
Es gibt keine Spermien im Ejakulat.

Parvisemie
Das Ejakulat hat ein zu geringes Volumen.

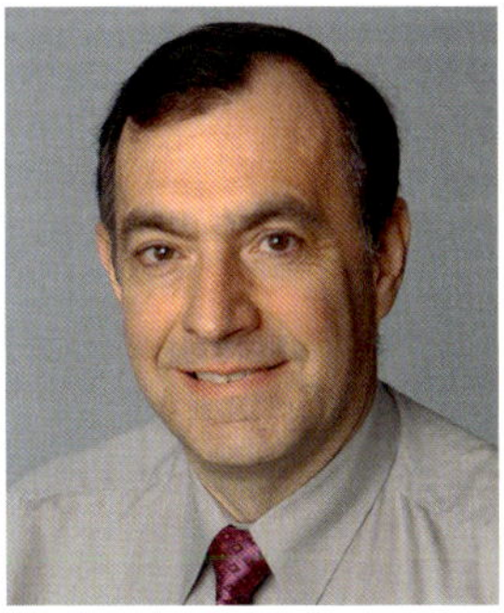

EXPERTE DR. REINHOLD SCHAEFER, UROLOGE

Wie jedes andere Organ unterliegen auch die Hoden und die Nebenhoden des Mannes dem natürlichen Alterungsprozess. Daher sind auch Männer nicht unbegrenzt zeugungsfähig, egal ob nun prominent oder nicht. Dieser Alterungsprozess verläuft individuell und bei jedem etwas unterschiedlich.

Herr Dr. Schaefer, nimmt die Qualität des Spermas beim Mann im Laufe der Zeit ab? Wenn ja, ab welchem Alter ist damit zu rechnen?
Die Spermienqualität vermindert sich im Laufe des Lebens. Einen Zeitpunkt kann man nicht nennen, da dies von vielen Faktoren abhängt. Der Lebenswandel spielt sicherlich eine große Rolle. Alle negativen Gesundheitsfaktoren wie Rauchen, Drogenkonsum, Hormonbehandlungen im Rahmen von Sport und Fitness, regelmäßige Medikamenteneinnahme, ungesunde Ernährung und Alkoholkonsum schädigen sicherlich auch die Hodenzellen, die für die Spermienproduktion verantwortlich sind. Die Qualität hat sich leider in den letzten Jahren verschlechtert (auf das Alter bezogen), was sicherlich an den oben genannten Faktoren liegt. Aber auch der Stress im Alltag spielt hier eine wichtige Rolle und darf nicht unterschätzt werden.

Was sind die wesentlichen Feinde der Hoden/Nebenhoden?
Hormonbehandlungen, Rauchen, ungesunde Ernährung und auch Alkohol sind für Hoden sehr schädlich. Auch eine zu große körperliche und seelische Anspannung wirken sich auf die Spermaproduktion aus. Unser Körper hat eigene Abwehrmechanismen bei zu großem Stress. Die verminderte Samenproduktion ist sicherlich eine.

Was kann ein Mann (über 40) selbst für eine bessere Spermienqualität tun?
Gesund leben, auf eine ausgewogene Ernährung achten, nicht rauchen und ggf. spezielle Nahrungsergänzungsstoffe einnehmen. Wichtig ist auch, dass die Hoden nicht zu warm gehalten werden. Pendelhoden oder ein Hodenhochstand sollten behandelt werden. Regelmäßiger Urlaub und Ausspannen vom Beruf sind ebenso wichtig, genauso wie eine gute Paarbeziehung. Die Psyche spielt bei der Befruchtung eine wichtige Rolle. So manches Paar, das drei bis vier Wochen in Urlaub gefahren ist (möglichst ohne Laptop und Handy), kam als angehende Eltern zurück.

Wie kann ein Mann selbst seine Spermienqualität prüfen, ohne direkt einen Urologen aufsuchen zu müssen?
Es gibt diverse Spermientests zu kaufen, die aber alle nur die ungefähre Spermienzahl bestimmen können. Dies kann als erster Anhaltspunkt dienen, wenn der Versuch, ein Kind zu zeugen, nicht schnell genug funktioniert.

Da aber nicht nur die Anzahl der Spermien, sondern auch die Qualität (Schnelligkeit, Form der Samenfäden und deren Vitalität) von entscheidender Bedeutung sind, ist eine Untersuchung bei einem Urologen unumgänglich.

Herr Dr. Schaefer, wir danken für dieses Gespräch.

Fazit: Auch die männliche Fruchtbarkeit nimmt mit zunehmendem Alter kontinuierlich ab.

DIE CHECK-LISTE ZUR UNTERSUCHUNG BEIM UROLOGEN

- Körperliche Untersuchung von Hoden, Nebenhoden, ggfs. Prostata
- Spermiogramm
- Hormonuntersuchungen: Testosteron, Progesteron, Östrogen

Ist Ihr Spermiogramm unauffällig, sind Sie grundsätzlich zeugungsfähig. Dies ist natürlich ein optimales Ergebnis. Dass dies so bleibt, dafür können Sie selbst sehr viel tun, wie Herr Dr. Schaefer bereits erwähnte.

Leider haben aber viele Männer um die 40 bereits auffällige Befunde. In diesem Fall wird der Urologe in der Regel weitere Untersuchungen (z. B. einen Hormonstatus) durchführen und vor allem ein weiteres Spermiogramm im Abstand von ca. 8 bis 12 Wochen planen, da ein zunächst schlechtes Ergebnis nach einigen Wochen durchaus auch wieder besser ausfallen kann.

Viele Befunde lassen sich aber auch mithilfe unseres Programms verbessern.

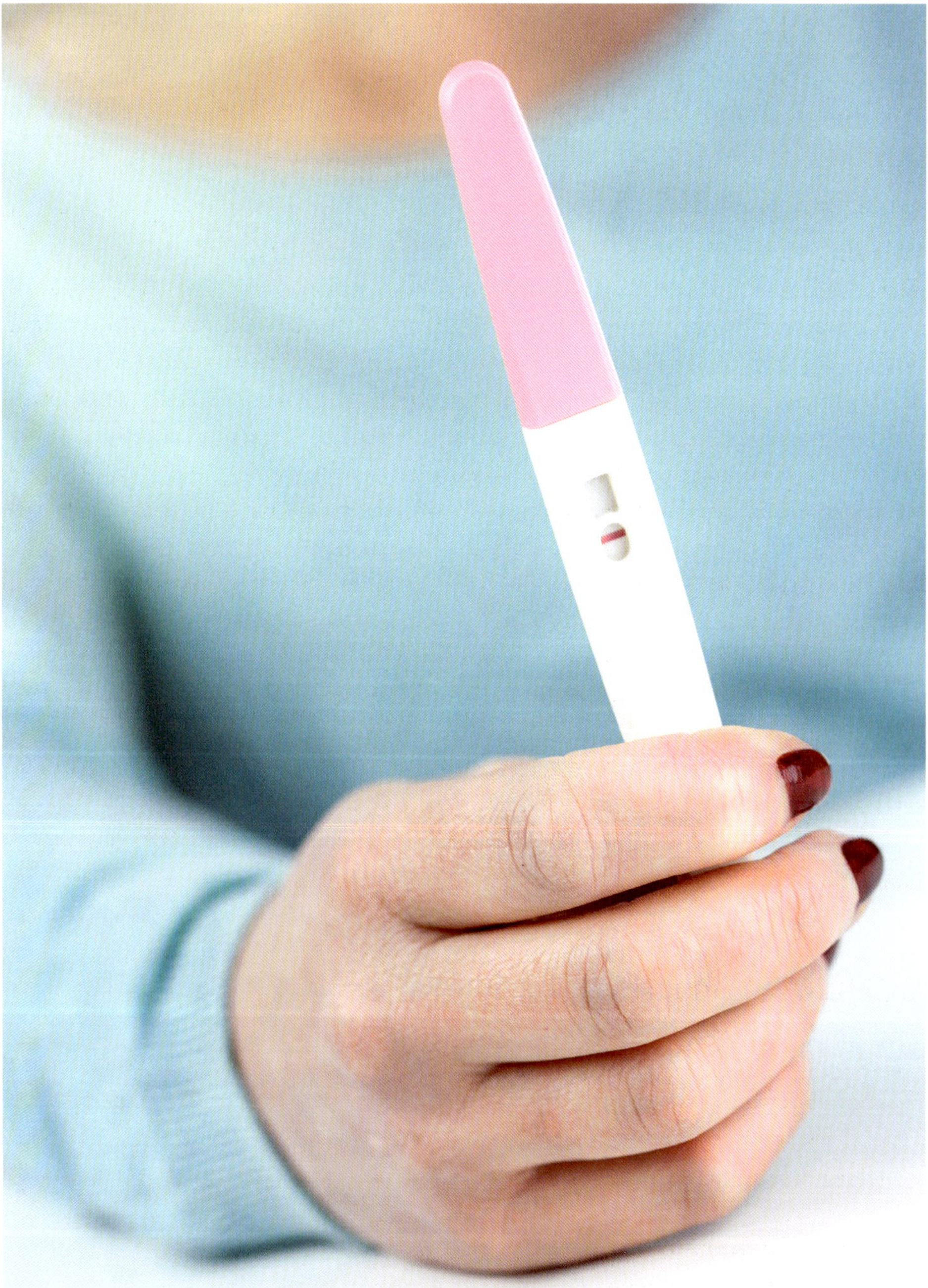

DIE HÄUFIGSTEN FRUCHTBARKEITSKILLER ÜBER 40

Ihre Fruchtbarkeit ist das Resultat einer perfekt koordinierten Zusammenarbeit verschiedener Organsysteme und nicht alleine von Ihren Geschlechtsorganen abhängig. Wenn dem so wäre, dann hätten die Kinderwunschzentren mit ihren Bio-Hightech-Verfahren der künstlichen Befruchtung viel höhere Erfolgsquoten. Letztendlich ist jede Schwangerschaft ein Wunder der Natur, und die Entstehung neuen Lebens ist von der Forschung noch nicht im Detail verstanden. Das Geheimnis einer langjährigen Fruchtbarkeit liegt weder (alleine) in den Genen noch in einem Wundermittel, wie es uns ab und an weisgemacht werden soll. Das Geheimnis liegt vor allem in einem fruchtbarkeitsfördernden Lebensstil. Und auf diesen haben wir selbst ganz immensen Einfluss.

Je älter wir werden, desto mehr prägen unsere Lebensgewohnheiten unseren Lebensstil und somit unsere Gesundheit.

In den Jahren unserer Arbeit mit Kinderwunschpatienten haben wir herausgefunden, welche Lebensstilfaktoren einen nachhaltig negativen Einfluss auf die männliche und weibliche Fertilität haben. Wir nennen sie daher auch »Fruchtbarkeitskiller«. Sie beeinträchtigen im Übrigen nicht nur unsere Fähigkeit, neues Leben in die Welt zu setzen, sondern schaden auch unserer eigenen Gesundheit.

Umgekehrt gilt: Eine gute Fruchtbarkeit ist auch ein Zeichen allgemein guter Gesundheit.

SCHLAFMANGEL

Unser Schlaf ist einer der wichtigsten Unterstützer bei der Aufrechterhaltung und Wiederherstellung unserer Gesundheit. Guter, erholsamer Schlaf ist für eine optimale Fruchtbarkeit – gerade ab 40 – unabdingbar.

Daher fragen wir Sie ganz konkret:

- Schlafen Sie problemlos ein?
- Schlafen Sie regelmäßig durch?

- Schlafen Sie ca. sieben bis acht Stunden pro Nacht?
- Fühlen Sie sich morgens erholt und fit?
- Erinnern Sie sich morgens an Ihre Träume?

Wenn Sie alle Fragen mit »ja« beantworten können, dann sind Sie zu beneiden und können dieses Kapitel eigentlich überspringen. Denn dann gehören Sie zu der seltenen begünstigten Gruppe der Erwachsenen mit einem guten erholsamen Schlaf. Dies trifft allerdings auf die wenigsten von uns zu.

Melatoninmangel führt zu Schlafmangel … unweigerlich! Schlaf ist nicht verhandelbar!

Die häufigste Ursache für Schlafstörungen, bereits ab dem 30. Lebensjahr, ist ein Mangel an Melatonin. Dieses Hormon wird in der Epiphyse (Zirbeldrüse) unseres Gehirns während der Abend- und Nachtstunden produziert. Abnehmendes Tageslicht führt in der Zirbeldrüse zu vermehrter Melatoninausschüttung, was uns müde macht und das Einschlafen fördert.

Bis vor einigen Jahren dachte man, Melatonin habe lediglich die Funktion eines Schlafhormons. Mittlerweile gilt es als wissenschaftlich gesichert, dass es im gesamten Organismus vielfältige Wirkungen hat, z. B.:

- als Antioxidans, das stärker wirkt als Vitamin C und E
- als Gegenspieler von Cortisol
- bei der Bekämpfung chronischer Entzündungen
- bei der Prävention von Brustkrebs

MELATONIN

Melatonin – auch als »Schlafhormon« bezeichnet – wird bei Dunkelheit in der Epiphyse des Gehirns gebildet. Eine verminderte Melatoninproduktion führt zu Ein- und/oder Durchschlafstörungen. Voraussetzung für seine Bildung ist zum einen Dunkelheit, zum anderen aber auch ein ausreichender Serotoninspiegel im Gehirn.

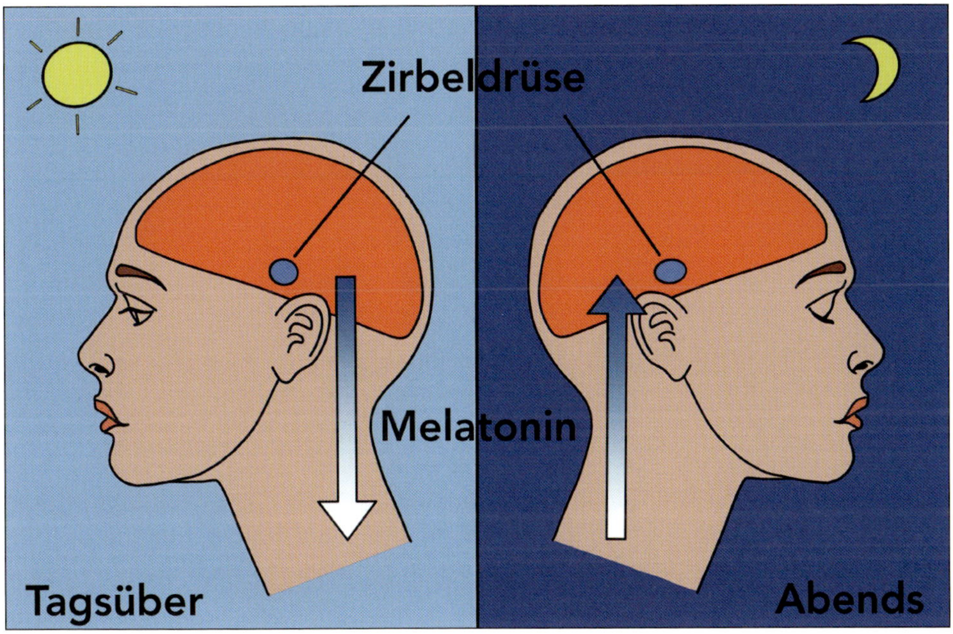

Die Zirbeldrüse © Sascha Kauffmann

Melatonin kann aber noch einiges mehr. Es unterstützt die Synthese von Pregnenolon und Androstendion (die Vorstufe von Östradiol und Testosteron). Daneben regt es die Bildung des LH in der Follikelphase an.

Melatonin selbst kommt auch in der Follikelflüssigkeit vor. Forscher gehen davon aus, dass Melatonin die Eizellen vor oxidativem Stress und somit vor einer Schädigung schützen kann. Eine weitere Studie konnte zeigen, dass nicht ausreichende Melatoninspiegel in der Follikelflüssigkeit die Qualität der Eizellen beeinträchtigt. Das ist für Frauen das zentrale Thema: Schutz der noch vorhandenen Eizellen vor einer Schädigung. Das alles kann Melatonin positiv unterstützen!

Daher nimmt die Schlafregulierung und -optimierung eine so wichtige Rolle in unserer Praxis ein. Denn: Unabhängig vom Kinderwunsch, sollte jeder Mensch ein Interesse an einem ausreichend hohen Melatoninspiegel haben.

Schlafstörungen haben in aller Regel weitreichende Auswirkungen auf die Hormonfunktionen und somit auf die Fruchtbarkeit und die Qualität der Eizellen.

Ein effektiver Schutz der vorhandenen, monatlich schwindenden Eizellreserve, erfordert eine ausreichend hohe Melatoninbildung in der Epiphyse während der Nachtstunden.

Die Eigenproduktion an Melatonin lässt sich problemlos über Speichel- oder Urintests untersuchen.

Nach unzähligen Messungen in unserer Praxis können wir sagen: Melatoninmangel ist ab 40 fast die Regel, statt die Ausnahme. Es gibt dafür drei Hauptgründe:

1. fehlende Baustoffe im Gehirn für den Aufbau von ausreichend hohen Melatoninspiegeln

2. fehlende Lichthygiene

3. erhöhte – altersbedingte – Störanfälligkeit der Epiphyse in Bezug auf Genuss- und Aufputschmittel

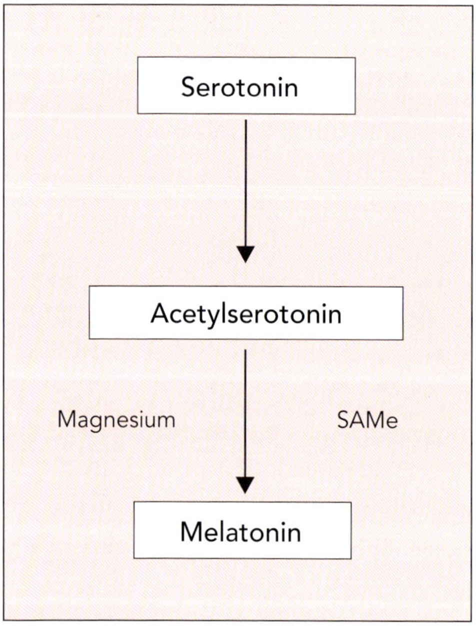

Bauplan Melatonin

1. Widmen wir uns zunächst den Baustoffen für Melatonin

Die Voraussetzung für Melatonin ist ein ausreichend hoher Spiegel des Glückshormons Serotonin. Dieses wird aus der Aminosäure Tryptophan und den Cofaktoren Vitamin B6, Magnesium, Eisen, Vitamin B3 und Folat gebildet. Besteht Serotoninmangel, ist die Melatoninproduktion auch gestört.

Wenn Serotonin ausreichend vorhanden ist, muss dieses in der Zirbeldrüse unter Verbrauch von aktiviertem Methinonin (s-Adenosylmethionin) umgewandelt werden. Fehlt nur einer dieser Baustoffe, sinkt der Melatoninspiegel.

Bei Frauen fehlt häufig Vitamin B6 und Eisen, bei Männern oft Magnesium. Beiden mangelt es oftmals an dem Hauptbaustoff – der Aminosäure Tryptophan.

Alle diese Nährstoffe müssen täglich mit der Nahrung in ausreichender Menge aufgenommen werden, sonst kann Serotonin nicht hergestellt werden.

Serotoninmangel macht sich nicht nur durch schlechten Schlaf, sondern durch folgende Symptome bemerkbar:

- Schmerzempfindlichkeit
- Libidoverlust
- Stimmungsschwankungen
- Angststörungen/Panikattacken
- Depressionen
- Heißhungerattacken

Wenn Sie an diesen Symptomen leiden, kann es sein, dass eine Serotoninstörung vorliegt. Diese sollte ursächlich behandelt werden. In unserem Buch »Natürlich High« (erschienen bei M-VG/Riva) haben wir Regenerationsprogramme für gestörte Serotoninspiegel beschrieben.

2. Lichtverschmutzung

Kaum jemand denkt darüber nach, aber wir umgeben uns täglich mit künstlichen Lichtquellen, die unser Hormonsystem durcheinanderbringen können. Diese Auswirkungen belasten uns (bereits ab dem fünften Lebensjahrzehnt) deutlich mehr als in jüngeren Jahren.

Künstliches Licht war bis vor ca. 100 Jahren kaum ein Störfaktor. Für die dunklen Stunden gab es Millionen von Jahren nur Feuer, später dann Kerzen und Gas- und Petroleumlampen. Erst als Thomas Alva Edison im späten 19. Jahrhundert seine elektrische Glühlampe entwickelte, wurde ab ca. 1930 Europa mit Kunstlicht rund um die Uhr »erleuchtet« – mit weitreichenden Folgen für unser Hormonsystem und unsere Fruchtbarkeit.

Wir können jetzt die Nacht zum Tag machen und unser Leben komplett vom Sonnenlicht abkoppeln. Das führt nicht nur zu weniger Schlafstunden, sondern auch zu weniger Zeit, die wir im direkten Tageslicht der Sonne verbringen.

Die Epiphyse ist empfindlich. Wenn wir ihr in ihrer »Arbeitszeit«, die in den Abendstunden ab etwa 21 Uhr beginnt, über den Lichteinfall von künstlichen

Glühlampen, PC, TV und andere Lichtquellen vorgaukeln, der Tag sei noch nicht zu Ende, wird sie ihre Melatoninproduktion nicht hochfahren. Sie wird erst dann produzieren, wenn wir uns zum Schlafen begeben und das Licht ausmachen. Aber schon ein nicht ganz abgedunkeltes Schlafzimmer, das Licht der Laterne vor dem Schlafzimmer oder etwas Licht aus dem Flur stören sie, sodass die Melatoninsynthese während der Nachtstunden reduziert wird.

Die An- bzw. Abwesenheit von natürlichem Tageslicht hat nicht nur Einfluss auf die Epiphyse, sondern auch auf unsere innere Zentraluhr – den *Nucleus suprachiasmaticus* im Hypothalamus. Dieses winzige Organ hat mehr als nur ein Wörtchen mitzureden bei der Regulation unseres gesamten Hormonhaushaltes. Als Zentraluhr des Körpers regelt es die exakte zeitliche Ausschüttung unserer Hormone. Denn alle unsere Organe unterliegen einem von der Natur vorgegebenen Tagesrhythmus (Gebärmutter- und Eierstöcke unterliegen noch zusätzlich einem Monatsrhythmus).

Hierzu einige Beispiele für die jeweilige höchste Hormonausschüttung:

Melatonin: 22–3 Uhr
Cortisol: 8–10 Uhr
TSH: 24 Uhr
Wachstumshormon: 24 Uhr
LH: 24–2 Uhr
Östradiol: 6–8 Uhr
Testosteron: 6–8 Uhr

Untersuchungen konnten zeigen, dass der sogenannte zirkadiane Rhythmus stark vom Schlafverhalten und der Schlafqualität und von der Lichtexposition abhängt. D. h. zu wenig und schlechter Schlaf sowie eine gestörte Lichthygiene verhindern die adäquate Hormonausschüttung zum richtigen Zeitpunkt. In der Folge ergibt sich möglicherweise ein gestörter weiblicher Zyklus oder eine zu geringe Testosteronbildung beim Mann.

Diese Zusammenhänge sind wissenschaftlich mittlerweile in der Chronobiologie gut erforscht; sie werden in der medizinischen Praxis allerdings bislang noch kaum beachtet.

NOBELPREIS 2017 FÜR CHRONOBIOLOGIE

Der Nobelpreis für Medizin ging im Jahr 2017 an die drei US-Forscher Jeffrey Hall, Michael Rosbash und Michael Young für die Erforschung sogenannter zirkadianer Rhythmen, also unserer »inneren Uhr«.

Dabei ist es recht einfach, die Chronobiologie und somit das Hormonsystem des Körpers wieder ins richtige Lot zu bringen. Propagieren wir nun ein »Zurück ins Mittelalter«, um wieder fruchtbarer zu werden? Nein, dies sicherlich nicht. Mit ein paar Lebensstiländerungen können wir den negativen Folgen des Kunstlichts entgehen. Zu diesem Thema haben wir uns mit Herrn Dr. Alexander Wunsch, niedergelassener Arzt und Licht-Experte, unterhalten. Er forscht zum Einfluss von Licht und Lichtverschmutzung auf unsere Gesundheit.

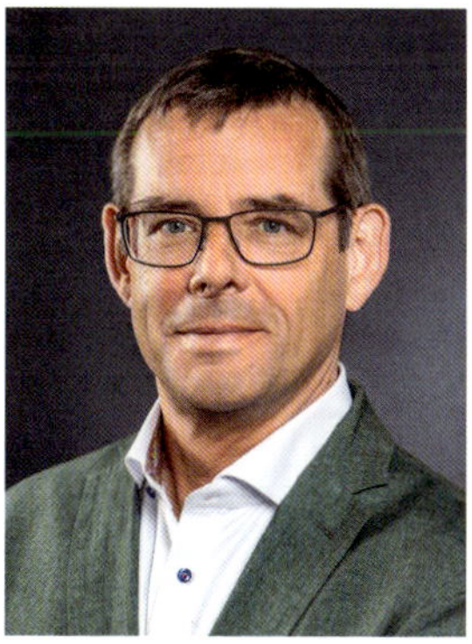

EXPERTE DR. ALEXANDER WUNSCH, ARZT

Herr Dr. Wunsch, wie wichtig ist natürliches Sonnenlicht für die Gesundheit, insbesondere für unser Hormonsystem?

Licht ist das stärkste Steuersignal für das Feintuning unseres Vegetativums. Dieses ist für alle automatisch ablaufenden Körperfunktionen verantwortlich, wie zum Beispiel die Aktivität von Sympathikus und Parasympathikus (die beiden Teile des vegetativen Nervensystems). Gesundes Leben ist nur dann möglich, wenn die vegetativen Funktionen unseres Körpers optimal auf die Umgebungsbedingungen abgestimmt sind. Die natürlichen Lichtverhältnisse repräsentieren dabei die wichtigsten Informationen über die Umweltbedingungen außerhalb unseres Organismus. Licht ist sozusagen der Dirigent für das Orchester unserer Organe und regelt deren optimales Zusammenspiel.

Was macht künstliches Licht – die Lichtverschmutzung unserer Umwelt – mit unseren Körperzellen, speziell mit unseren Hormondrüsen?
Künstliches Licht kann – anders als die natürlichen Lichtquellen Sonne und Mond – völlig beliebig verwendet werden. Diese Beliebigkeit folgt keinen sinnvollen Regeln, wie wir sie in der Natur vorfinden. Elektrisches Licht kann zu jeder Tages- und Nachtzeit in unangemessener Intensität, Lichtfarbe und Spektralverteilung erzeugt werden und führt dadurch den Organismus in die Irre: Der Körper kann nämlich nicht unterscheiden, ob es sich um natürliches oder künstliches Licht handelt – er reagiert auf das Licht immer in der Weise, die sich seit Urzeiten für das Überleben als vorteilhaft herausgestellt hat. Diese Mechanismen führen zum Beispiel dazu, dass zur völlig falschen Zeit Hormone ausgeschüttet und dadurch wichtige Stoffwechselfunktionen massiv gestört werden können. Licht kann also nicht nur das wichtigste Steuersignal für unseren Hormonhaushalt sein, sondern auch der problematischste Störfaktor.

Mit einigen Änderungen im Lebensstil können wir schon viel Gutes für die Gesundheit des Hormonsystems erreichen. Was raten Sie Kinderwunschpatienten zur Optimierung der Hormonwerte aus lichttherapeutischer Sicht?
Alles, was unter den Begriff der »Lichthygiene« fällt. Dazu gehört vor allem, sich tagsüber für mindestens eine Stunde im ungefilterten Tageslicht aufzuhalten und in den Abendstunden und in der Nacht möglichst kein künstliches Licht mehr zu verwenden. Hier sollte bedacht werden, dass Bildschirme von Fernsehgeräten, Computern und Smartphones auch zu den Kunstlichtquellen zählen, die sogar meistens einen unnatürlich hohen Blauanteil abstrahlen. Dieser hat das größte Potenzial, das Hormonsystem gehörig durcheinanderzubringen. Wer abends nicht ganz ohne künstliches Licht auskommt, sollte wenigstens eine gute und effektive Blaulicht-Schutzbrille tragen.

Herr Dr. Wunsch, wir bedanken uns für dieses Gespräch.

3. Störanfälligkeit der Epiphyse
Es klingt banal, aber auch ein spätes Abendessen, Schokolade, Süßigkeiten sowie Koffein nach 16 Uhr und auch Alkohol können den Schlaf besonders bei Menschen Ü40 nachhaltig stören. Die Epiphyse wird mit der Zeit störanfälliger. Wer darauf verzichtet, schläft einfach besser.

Wenn alle Maßnahmen nicht greifen und der Melatoninspiegel sich auf natürlichem Wege nicht regulieren lässt, empfehlen wir Melatonin als Nahrungsergänzungsmittel oder Arzneimittel (verschreibungspflichtig) zuzuführen. Denn spanische Forscher konnten zeigen, dass eine moderate Zufuhr von drei bis sechs Millligramm/Tag die Fruchtbarkeit von Kinderwunschpatienten verbessern konnte.

In Deutschland ist Melatonin in Apotheken und Drogerien bis zu einer Dosierung von einem Milligramm frei verkäuflich. Es wird als Pulver, Spray, Tabletten oder Lutschtabletten angeboten.

Die Wirkung setzt – je nach Präparat – innerhalb weniger Minuten ein (bei Sprays oder Lutschtabletten) oder zeitversetzt nach einigen Stunden.
Melatonin hat bei bestimmungsmäßigem Gebrauch keine Nebenwirkungen.

Unsere Fruchtbarkeits-Tipps:

- Schlaf ist enorm wichtig. Richten Sie sich einen schönen, aber komplett abgedunkelten Schlafplatz ein.
- Wenn der Schlafplatz nicht komplett zu verdunkeln ist, legen Sie sich eine Schlafmaske zu.
- Vermeiden Sie abends aufputschende Genussmittel.
- Schützen Sie sich vor Lichtstress vor allem in den Abendstunden. Vermeiden Sie den Gebrauch von Kunstlichtquellen, oder verwenden Sie Blaulicht-Schutzbrillen.
- Wenn Änderungen im Lebensstil nicht ausreichen, sollte bei nachgewiesenem Mangel Melatonin zugeführt werden.

SCHILDDRÜSENSTÖRUNGEN

Die Schilddrüse ist für unsere Fruchtbarkeit ein sehr wichtiges Organ, denn sie arbeitet eng mit den Eierstöcken, den Hoden und den Nebennieren, auf die wir noch zu sprechen kommen, zusammen. Sowohl die Zellen der Eierstöcke als auch der Hoden haben Rezeptoren für das aktive Schilddrüsenhormon T3 (Trijodthyronin). Ohne ausreichende Mengen an T3 ist die Hormonbildung bei Mann und Frau nicht möglich. Zudem regulieren die Schilddrüsenhormone auch den weiblichen Zyklus und unterstützen die Follikelreifung.

Es ist für uns daher nicht nachvollziehbar, wie wenig Beachtung die Schilddrüsenfunktion beim Thema Fruchtbarkeit erfährt. Immer wieder wird beklagt, dass die Fruchtbarkeit bei Mann und Frau in den vergangenen Jahrzehnten abgenommen hat und die genauen Gründe hierfür unklar seien.

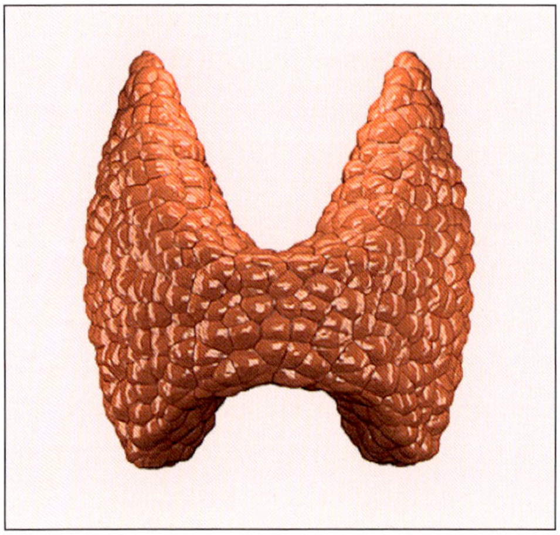

Die Schilddrüse

Es ist aus unserer Sicht kein Zufall, dass parallel zur abnehmenden Fruchtbarkeit Schilddrüsenerkrankungen bei Männern und Frauen immer weiter zunehmen. Schilddrüsenunterfunktion, Autoimmunerkrankungen, Kröpfe (Strumen), Knoten – es gibt viele Formen von Schilddrüsenstörungen. Vor allem aber die Schilddrüsenunterfunktion nimmt stetig zu. Der Arzneimittelreport 2018 zeigt, dass die Verordnungen an Schilddrüsenhormonen, insbesondere von L-Thyroxin® in den vergangenen 10 Jahren um fast 50 Prozent zugenommen haben. Jede dritte Frau in Deutschland nimmt regelmäßig Schilddrüsenhormone ein. Schilddrüsenerkrankungen sind ein Volksleiden, über das kaum gesprochen wird – so verbreitet sind sie.

Gehören Sie auch zu den vielen Menschen, die morgens vor dem Frühstück eine Hormontablette zu sich nehmen müssen?

L-THYROXIN® – DAS LIEBLINGSMEDIKAMENT DER DEUTSCHEN

Im Jahr 1919 isolierte Edvard Calvin Kendall als Erster das Hormon L-Thyroxin® im Schilddrüsengewebe. Wenige Jahre später, im Jahre 1926, konnte bereits das erste synthetische L-Thyroxin® hergestellt und auf den Markt gebracht werden. Seit dieser Zeit ist ein Rückgang der Anwendung von Jod als Heilmittel von Schilddrüsenleiden zu beobachten. Die Verordnung von Jod ist weiterhin rückläufig, hingegen steigt die Verordnung von synthetischen Schilddrüsenhormonen stetig. L-Thyroxin® ist gemäß Arzneimittelreport das am häufigsten verordnete Medikament in Deutschland und das schon seit Jahren – Tendenz steigend.

Wenn Sie schwanger werden wollen, ist eine optimale Schilddrüsenfunktion immens wichtig, da es Ihre Chancen, in andere Umstände zu kommen deutlich erhöhen kann! An dieser Stelle lohnt sich ein kurzer Blick auf die Funktionsweise der Schilddrüse und ihrer Bedeutung für unseren Körper.

Die Schilddrüse sitzt an der Vorderseite des Halses. Die normale weibliche Schilddrüse hat ein Volumen von ca. 12 bis 18 Milliliter, bei Männern ist sie mit ca. 20 bis 25 Milliliter etwas größer. Sie produziert in erster Linie das Hormon Thyroxin (T4), indem sie vier Jod-Atome an zwei Moleküle der Aminosäure Tyrosin koppelt, die Vorstufe des aktiven Schilddrüsenhormons Trijodthyronin (T3). Die Produktion der Hormone wird von der Hypophyse überwacht, die wiederum mit dem Hypothalamus rückgekoppelt ist. Man nennt diesen Austausch der Informationen »Feedbackmechanismus«.

Ist im Körper insgesamt zu wenig Schilddrüsenhormon vorhanden, so gibt die Hypophyse der Schilddrüse über eine vermehrte Ausschüttung von TSH das Signal, mehr Hormone zu produzieren. Umgekehrt funktioniert dieses System genauso: Sind zu viele Schilddrüsenhormone in Produktion, dann werden sogenannte »Inhibiting Hormone« ausgeschüttet, die eine weitere Synthese hemmen.

Bei Bedarf wird mehr T4 von der Schilddrüse ins Blut abgegeben, das vor allem in der Leber und im Darm in die aktive Form T3 umgewandelt wird. Hierfür benötigen Leber und Darm ausreichende Mengen des Spurenelements Selen.

Die gesunde Schilddrüsenfunktion hängt auch von einer guten Leberleistung und einem gesunden Darm ab.

Bei einer Schilddrüsenunterfunktion kommt zu wenig Schilddrüsenhormon an den Zielzellen an. Die Hypophyse versucht, mittels TSH-Erhöhung die Schilddrüse zur Bildung und Ausschüttung anzutreiben.

Die Überbewertung des TSH-Wertes

Um die Schilddrüsenfunktion zu prüfen, wird in der Regel ausschließlich der TSH-Wert über eine Blutlaboruntersuchung bestimmt. Liegt er außerhalb des Normbereiches (wobei sich die Endokrinologen nicht einig sind, welcher Normbereich denn nun der richtige ist), spricht man von einer Schilddrüsenfunktionsstörung.

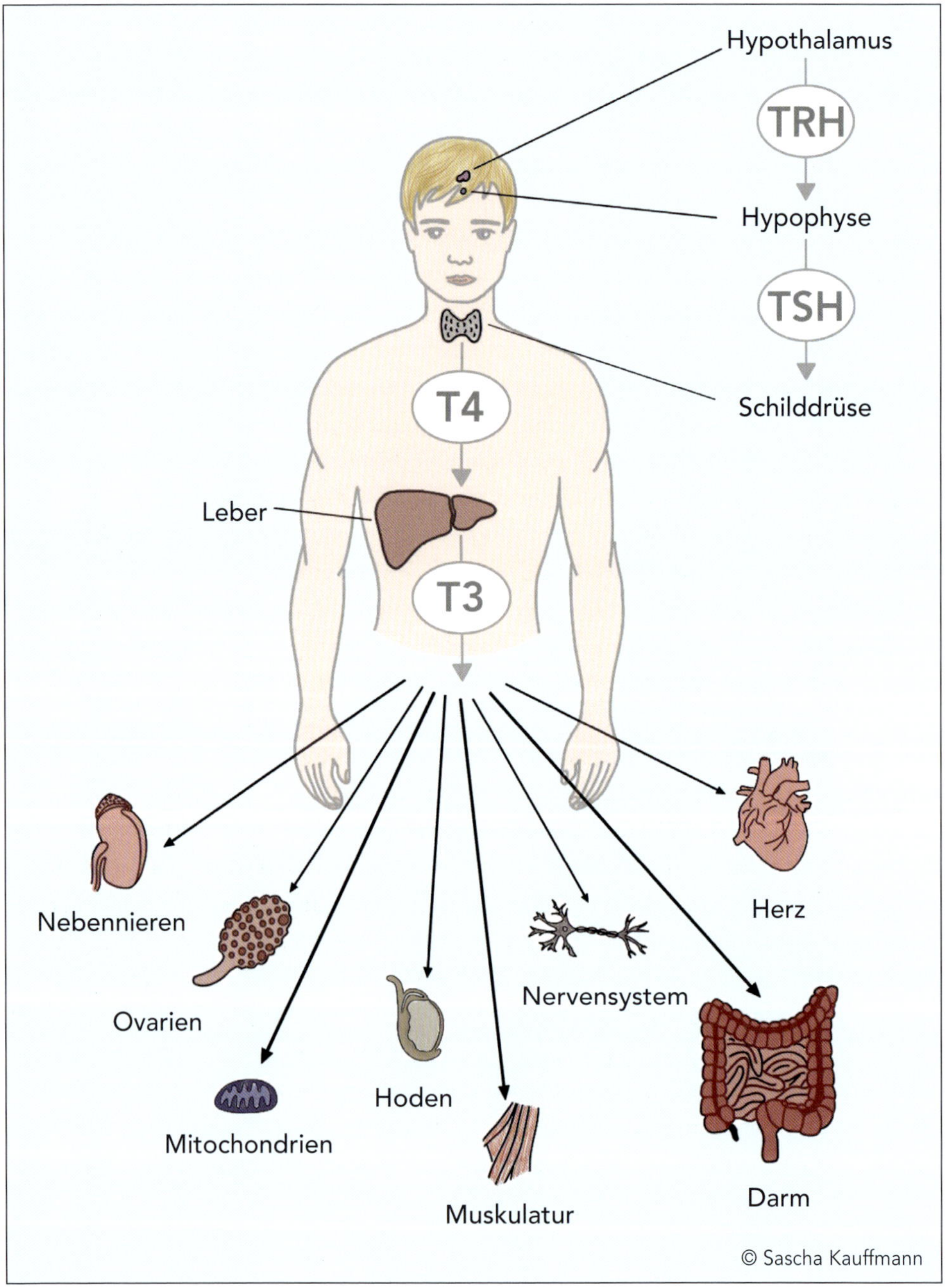

Schilddrüse und Fruchtbarkeit

Liegt der TSH-Wert über der Norm, sprechen wir von einer Hypothyreose (Unterfunktion), bei einer Abweichung nach unten von einer Hyperthyreose (Überfunktion).

Normbereich TSH: 0,5–4,5 mcU/ml oder 0,3–2,5 mcU/ml

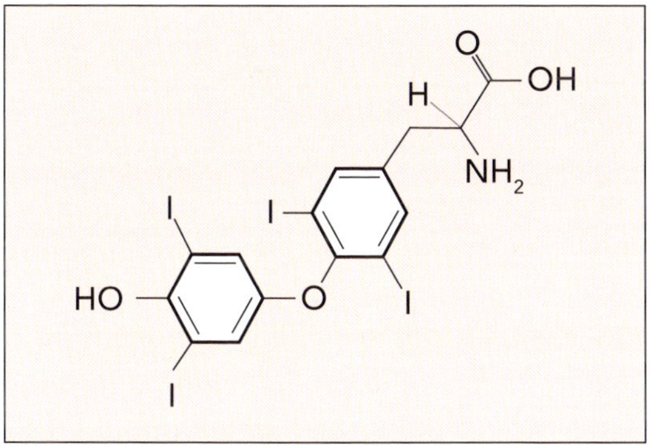

Schilddrüsenhormon Thyroxin

Bei der reinen TSH-Beurteilung kann es leider häufig zu Fehldiagnosen kommen. Das liegt sicher mit daran, dass nicht berücksichtigt wird, dass viele Menschen noch normale TSH-Werte haben können, aber die Schilddrüsenhormone selbst bereits zu niedrig sind. Dies fällt bei einer alleinigen TSH-Messung dann leider nicht auf.

Es gibt keinen idealen TSH-Wert bei Kinderwunsch!

In Bezug auf einen Kinderwunsch wird von Ärzten oft zu einem TSH-Wert von 1,0 (andere empfehlen sogar unter 1,0) geraten, ohne weitere Empfehlungen für T3 und T4 auszusprechen. Diese Empfehlung ergibt nach unserer Einschätzung keinen Sinn. Denn es können durchaus gute T3-Werte bei einem TSH-Wert von 2,4 mcU/ml vorhanden sein und erniedrigte T3-Werte bei einem TSH-Wert von 1,0.

So kann z. B. bei Stress das ständig erhöhte Cortisol die Hypophysentätigkeit herabsetzen. Macht man nun ein Blutbild, wird das TSH eher niedriger ausfallen. In einer Bewertung würde man diesen Wert dann als Normalbefund bezeichnen. Auch wenn das T4 und T3 bereits im unteren Normbereich liegen oder sich noch weiter unten befinden. Woran man auch denken sollte, ist, dass die Werte sich zeitlich verschoben anpassen, d. h. bin ich gerade stark im Stress, sinkt zuerst die Hypophysentätigkeit und erst eine Weile später ziehen die Hormone nach.

Der reine TSH-Wert wird für die korrekte Beurteilung der Schilddrüsenfunktion unserer Meinung nach überschätzt. Es sind die vorherrschenden Leitlinien zur Schilddrüsendiagnostik in der Kassenmedizin, die eine alleinige Bestimmung des

TSH-Wertes vorsehen. Diese Handhabung hat zur Folge, dass viele Fehlfunktionen der Schilddrüse nicht erkannt werden. Da die Schilddrüse in enger Verbindung zu einer gesunden Fruchtbarkeit steht, kann diese auch eine der gestörten Funktionen sein.

Korrekte Schilddrüsendiagnostik

Die Schilddrüsenfunktion lässt sich nur in der Gesamtschau der folgenden Parameter ablesen:

- TSH
- FT3
- FT4
- Messung der Körpertemperatur (Basaltemperatur)

Die sogenannten freien Schilddrüsenwerte FT3 und FT4 sollten sich bei Kinderwunsch in einem mittleren Normbereich des Referenzbereiches des jeweiligen Labors befinden. Der TSH-Wert sollte im Bereich von 0,8 bis 2,5 mcU / ml liegen. Ausschließlich für den TSH-Wert gibt es einen Standard-Normbereich, der für alle Labore gleich gilt. **Ein normaler TSH-Wert ist kein Garant für eine gute Schilddrüsenfunktion!**

Die normale Körpertemperatur

Über die Messung Ihrer Körpertemperatur bekommen Sie schon einen entscheidenden Hinweis über Ihre allgemeine Gesundheit und Ihre Fruchtbarkeit.

Frauen, die regelmäßig ihre Basaltemperatur messen, kennen ihre eigene Standard-Körpertemperatur sehr genau. Wir empfehlen aber auch Männern eine Messung der Basaltemperatur.

»Wann hatten Sie das letzte Mal Fieber?«, lautet eine der Fragen, die wir unseren Kinderwunschpatienten stellen. Die Fähigkeit, im Erwachsenenalter Fieber zu erzeugen, sagt viel über die Schlagfertigkeit unseres Immunsystems aus, aber auch über unsere Fruchtbarkeit. Die häufige Antwort lautet: *»Das weiß ich nicht, ich bekomme schon seit der Kindheit kein Fieber mehr.«*

Erwachsene scheinen nicht mehr so häufig zu fiebern, selbst dann nicht, wenn Infekte wie Bronchitis, Angina oder Nierenbeckenentzündung auftreten. Kleine

Kinder reagieren schnell mit einer Erhöhung der Körpertemperatur – eine Fähigkeit, die Erwachsenen häufig fehlt.

Natürlich haben Erwachsene im Gegensatz zu Kindern ein trainiertes Immunsystem, d.h. die Abwehr reagiert anders als bei Kindern. Als Erklärung für die Fieberlosigkeit vieler Menschen reicht dies allerdings nicht aus. Da muss es noch weitere Gründe geben. Die meisten Erwachsenen – vor allem Frauen – sind heutzutage untertemperiert, sie leiden an einer sogenannten Hypothermie. Wir lassen fast alle unsere Patienten ihre Körpertemperatur aufzeichnen. Da machen wir keinen Unterschied, ob Mann oder Frau. Der Hintergrund hierfür ist, dass wir so einen Einblick auf die Durchschnittstemperatur unserer Patienten gewinnen.

Bei Frauen finden wir Durchschnittswerte von ca. 36,3 Grad Celsius. Zu Beginn unserer Messungen waren wir verwundert, dass fast niemand über die 36,5-Grad-Marke hinauskam. Dies scheint aber heutzutage die Regel zu sein, wie Wissenschaftler in den USA herausgefunden haben.

Fieber bedeutet, dass der Hypothalamus im Gehirn die Kerntemperatur (vorübergehend) erhöht. Der menschliche Körper hat eine Betriebstemperatur von ca. 37 Grad Celsius. Diese schwankt im Laufe des Tages um ca. 0,5 bis 0,8 Grad und hat gegen 18 Uhr ihren Höhepunkt. Während Fieber immer als ein Warnsignal des Körpers gewertet wird, wird auf die chronische Hypothermie in der Schulmedizin nicht eingegangen.

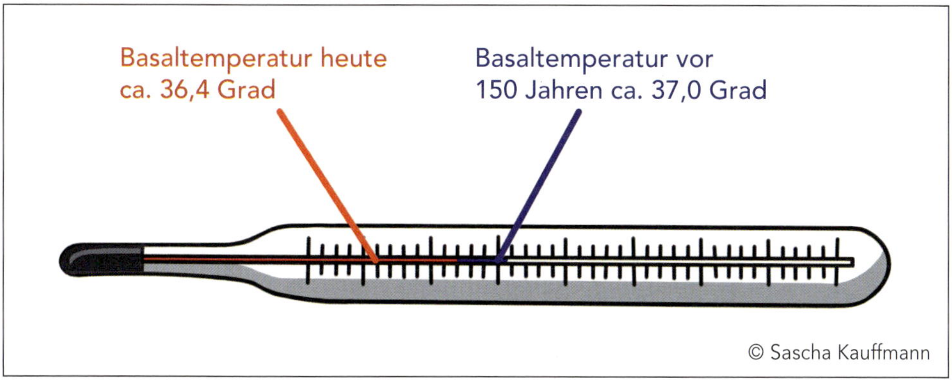

Die Basaltemperatur als Fruchtbarkeitsindikator

Temperatur	Bedeutung
über 38,5 Grad	Fieber
37,5 bis 38,5 Grad	erhöhte Temperatur (subfebril)
36,8 bis 37,5 Grad	Optimaltemperatur
36,3 bis 36,8 Grad	erniedrigte Temperatur (neue Normaltemperatur)
unter 36,3 Grad	Untertemperatur (Hypothermie)

Der Internist Dr. Carl Wunderlich (1815–1877) befasste sich über viele Jahre mit der Körpertemperatur des Menschen und ihrem Verhalten bei Krankheit und Gesundheit. Er führte ca. eine Millionen Messungen bei etwa 25.000 Menschen durch und fand so heraus, dass bei Gesunden die Körpertemperatur – rektal oder oral gemessen – bei ca. 37 Grad Celsius liegt. Interessanterweise ist sie in den letzten Jahrzehnten gesunken. Untersuchungen zeigen, dass wir heute um 0,6 Grad niedriger als noch vor 150 Jahren liegen.

Unsere wichtigsten Temperaturregler sind der Hypothalamus sowie die Schilddrüse. Normalerweise vergleicht der Hypothalamus wie ein Thermostat über Sensoren die Solltemperatur mit der tatsächlichen Temperatur und reguliert diese. Über den Tagesverlauf können leichte Schwankungen auftreten, die auch von der Umgebungstemperatur getriggert sein können. Bei einer Erhöhung der Körpertemperatur kann der Körper z. B. über Schwitzen überschüssige Hitze loswerden und zur Normalfunktion zurückfinden. Bei einer erniedrigten Temperatur kann er über eine Anregung der Muskeln, wie z. B. Zittern, die Temperatur – in geringem Maße – wieder ansteigen lassen.

Die genauen Gründe, warum wir heute um 0,6 Grad kälter sind, sind noch nicht geklärt. Es wird angenommen, dass der Hypothalamus mittlerweile anders geeicht sein könnte oder dass der zweite Regulator für die Körpertemperatur – die Schilddrüse – schwächer geworden ist.

Eine chronisch erniedrigte Körpertemperatur unter 36,8 Grad hat vor allem Auswirkungen auf die Aktivität der Enzyme unseres Organismus, die bei 37 Grad ihr Aktivitätsoptimum haben. Enzyme sind essentiell für alle Körperfunktionen. Bei der Fruchtbarkeit übernehmen sie wichtige Funktionen, wie z. B.:

- Reifung der Spermien in den Nebenhoden
- Regulation der Spermiengeschwindigkeit
- Eindringen des Spermiums in die Eizelle
- Regulation der Ernährung der Gebärmutterschleimhaut
- Regulation der Durchblutung
- Förderung der Einnistung der Eizelle in die Gebärmutter

Kurzum: Ohne gute Enzymtätigkeit ist die Fruchtbarkeit eingeschränkt. Enzyme spielen eine ebenso entscheidende Rolle wie die Hormone beim Schwangerwerden.

Messen Sie doch mal selbst über zwei Wochen Ihre Körpertemperatur immer zu der gleichen Zeit und mit denselben Rahmenbedingungen, am besten die Morgentemperatur noch vor dem Aufstehen (Basaltemperatur). Hier gelten die gleichen Regeln, die wir Frauen für die Zykluskontrolle schon genannt haben: Am besten legen Sie sich Ihr Thermometer auf Ihr Nachtschränkchen, sodass Sie morgens nur noch danach greifen müssen. Ihre Temperatur sollte zwischen 36,8 und 37,2 Grad liegen. Die Basaltemperatur ist die Grundeinstellung des Körpers und wird überwiegend von der Schilddrüse reguliert. Für Frauen sind die Messwerte in der ersten Zyklushälfte relevant, also die Zeit vor dem Eisprung.

Temperaturen *deutlich* unter diesem Wert weisen auf eine mögliche Schilddrüsenunterfunktion hin.

Der Schilddrüsen-Selbsttest

Schilddrüsenfehlfunktionen sind häufig jenseits des 40. Lebensjahres, insbesondere die Schilddrüsenunterfunktion. Auf die Gründe kommen wir gleich noch zu sprechen. Eine optimale Schilddrüsenfunktion verbunden mit einer guten Körpertemperatur ist eine unabdingbare Voraussetzung für die Fruchtbarkeit.

Sind Sie auch von einer Schilddrüsenstörung betroffen? Testen Sie sich selbst.

Symptom	Trifft zu
Ich fühle mich oft müde und antriebslos.	A
Ich habe ein großes Schlafbedürfnis.	A
Ich habe Probleme, mein Gewicht zu halten bzw. ich nehme schnell zu.	A
Ich neige zu Verstopfung.	A
Ich nehme schnell ab.	B
In meiner Familie kommen vermehrt Schilddrüsenerkrankungen vor.	C
Ich habe leichte Schwellungen an Augenlidern, Gesicht und Händen.	C
Ich bekomme selten Fieber.	A
Ich ernähre mich jodarm.	A
Ich nehme viele Sojaprodukte zu mir.	A
Ich rauche bzw. habe bis vor Kurzem geraucht.	A
Ich neige zu trockener Haut.	A
Bei mir wurde bereits eine Nebennierenschwäche festgestellt.	A
Ich habe eher niedrigen Blutdruck und niedrigen Puls.	A

Mein Puls ist generell erhöht.	B
Ich leide an Haarausfall.	B
Ich friere schnell, auch im Sommer.	A
Mein Zyklus ist unregelmäßig.	A
Ich habe starke und/oder lange Menstruationsblutungen.	A
Ich leide an Konzentrationsstörungen/Brain Fog.	C
Ich leide unter Libidoverlust/Impotenz.	A
Ich schwitze wenig.	A
Ich leide an Schlafstörungen.	C
Ich habe oft unklare Gelenk- und Muskelschmerzen.	C
Ich leide bereits an einer Autoimmunerkrankung (z. B. Gastritis Typ A, Zöliakie, Diabetes Typ I, Vertiligo).	C
Ich leide an Nahrungsmittelunverträglichkeiten.	C
Meine Körpertemperatur ist erniedrigt.	A
Mein Prolaktinwert ist erhöht.	A

Bitte zählen Sie die Anzahl der Buchstaben durch, bei denen Sie ein Kreuz gemacht haben.

Anzahl A: ____ *Kreuze*
Anzahl B: ____ *Kreuze*
Anzahl C: ____ *Kreuze*

Bei einer Hashimoto Thyreoiditis, eine Autoimmunerkrankung der Schilddrüse, die bei Männern und Frauen über 40 vermehrt auftritt, treten oft die Symptome von A und C auf. Auf diese Erkrankung kommen wir später noch einmal zu sprechen.

Wo haben Sie am häufigsten Ihr Kreuz gesetzt?

- Sie sind »Typ A«? – Sie zeigen die Symptome einer Schilddrüsenunterfunktion (Hypothyreose).
- Sie sind »Typ B«? – Sie leiden wohlmöglich an einer Schilddrüsenüberfunktion (Hyperthyreose).
- Sie sind »Typ C«? – Möglicherweise liegt bei Ihnen eine Autoimmunerkrankung der Schilddrüse vor (Autoimmunthyreoiditis, Hashimoto Thyreoiditis).

Sie haben mehr als drei Kreuze in allen Kategorien gemacht? Auch das ist nicht ungewöhnlich. Insbesondere die Kombination Typ A und Typ C kommen häufig gemeinsam vor. In jedem Fall sollten Sie bei einem Verdacht auf eine Schilddrüsenfunktionsstörung das Organ gründlich untersuchen lassen. Dazu gehört auch immer eine Ultraschalluntersuchung. Mit dieser können Entzündungen, die Größe des Organs, aber auch Fehlbildungen wie Knoten oder Zysten erkannt werden.

Eine alleinige Blutuntersuchung ist nicht ausreichend, da sich eine chronische Schilddrüsenentzündung (Hashimoto Thyreoiditis) nicht immer im Blut anhand von Antikörpererhöhungen zeigt. Wir sprechen dann auch von einer sogenannten seronegativen Hashimoto Thyreoiditis.

Künstliche Schilddrüsenhormone – wann sie nicht helfen

Jede dritte Frau über 40 nimmt Schilddrüsenhormone ein, um eine Schilddrüsenunterfunktion zu behandeln bzw. die fehlenden Hormone zu ersetzen. Auch Männer sind betroffen, wenn auch nicht so häufig. Oftmals wird bei einem Kinderwunsch L-Thyroxin® (T4) verordnet und damit der TSH-Wert kosmetisch verbessert. Aber reicht die Medikamentengabe alleine aus?

Die Antwort lautet:

- Ja, wenn die Körpertemperatur stimmt und der T3-Spiegel im mittleren Normbereich liegt.
- Nein, wenn die Körpertemperatur nicht stimmt und/oder der T3-Spiegel im unteren Normbereich liegt oder sogar relativ niedriger als T4.

In vielen Fällen geht es den Betroffenen trotz der Hormongabe nicht besser. Wenn ein Hormon nicht mehr ausreichend produziert wird, dann hat dies immer einen Grund. Und diesen gilt es ausfindig zu machen. Wenn ich stattdessen nur das Hormon verabreiche, dann verbessere ich zwar die Laborwerte, aber die zugrundeliegende Ursache wird nicht behandelt.

Problemfall niedriges T3

Ein positiver Effekt bleibt aus, wenn nicht auch an T3 gedacht wird. In vielen Fällen steigt T4 im Blut an, aber das T3 zieht nicht nach.

Niedrige T3-Werte sind mit verringerter Fruchtbarkeit assoziiert.

	Wert	Einheit	Referenzbereich
FT3	2,5	pg/ml	2,0 - 4,4
			Geänderter Referenzbereich nach Modifikation und Validierung.
FT4	1,07	ng/dl	0,9 - 1,7
			Geänderter Referenzbereich nach Modifikation und Validierung.
TSH	3,38	µIU/ml	0,27 - 4,2
			Geänderter Referenzbereich nach Modifikation und Validierung.
Geänderter Referenzbereich nach Modifikation und Validierung.			0,4 - 2,5

Schilddrüsenwerte bei latenter Unterfunktion

Gründe für ein niedriges T3 können sein:

- **Selenmangel:** Ohne das Spurenelement kann T3 aus T4 nicht gebildet werden.
- **Ein erhöhter Reverse-T3-Wert:** Eine Fehlfunktion, bei der aus T4 überwiegend Reverse-T3, statt funktionsfähiges T3 gebaut wird. Dies ist z. B. der Fall bei einer chronischen Stressbelastung.
- **Chronische Leber- und Darmstörungen:** Leber und Darm sind die beiden Hauptbildungsorte von T3. Bei regelmäßigem Alkoholkonsum hat die Leber oft genug mit Entgiftung zu tun, und die T3-Bildung bleibt auf der Strecke.
- **Progesteronmangel:** Progesteron aktiviert die Enzyme, die T4 in T3 umwandeln.

In diesen Fällen führt die typischerweise leitliniengerechte Gabe von T4 zu guten T4-Werten, aber nur zu mäßigen T3-Werten. Das seltene Phänomen relativ hoher T3-Werte findet man bei

- PCOS-Syndrom sowie
- erhöhtem Testosteron.

Die Optimierung der Schilddrüsenfunktion

Wir haben nicht nur festgestellt, dass Schwangerschaften schneller eintreten, wenn die Körpertemperatur wieder auf dem Niveau vom Jahr 1850 liegt, sondern auch dass das allgemeine Wohlbefinden steigt: besserer Stoffwechsel, bessere kognitive Fähigkeit, geringere Infektanfälligkeit, um nur einige zu nennen.

Umgekehrt ist eine zu hohe Körpertemperatur ebenfalls ungünstig und kann z. B. auf eine Schilddrüsenüberfunktion oder eine erhöhte Immunlage hinweisen, wie sie bei chronischen Infektionen vorkommt. Im Allgemeinen finden wir aber viel häufiger eine Hypothermie vor.

Bei Kinderwunsch ist es entscheidend, dass ausreichende Mengen an T3 verfügbar sind. Daher ist dieser Wert zusammen mit der Basaltemperatur für uns die wichtigste Bezugsgröße.

Warum die Schilddrüse erlahmt

Aber wieso schaffen so viele Schilddrüsen hierzulande nicht ihren Job und müssen durch Hormongabe – oft lebenslang – unterstützt werden?

Wir sind der Meinung, dass es mehr Ärzte geben sollte, die lieber der Ursache auf den Grund gehen, statt einfach Schilddrüsenhormone auf die Schnelle zu verordnen, dann wären nicht so viele Menschen auf die tägliche Einnahme von L-Thyroxin® und ähnlichen Medikamenten angewiesen. Schauen wir uns nachfolgend die Gründe für Schilddrüsenunterfunktionen an.

1. Mikronährstoffmangel Tyrosin und Jod

Die Schilddrüse benötigt in erster Linie zwei Baustoffe, um das Hormon T4 (Thyroxin) herzustellen:

- Tyrosin
- Jod

Man muss sich vor Augen führen, dass ohne diese Substanzen die Schilddrüse schlichtweg nicht arbeiten kann. Mängel an Jod und Tyrosin sind weit verbreitet, wie uns Laboranalysen immer wieder bestätigen. Führt man diese Nährstoffe zu, ist eine Hormongabe oftmals nicht mehr notwendig. Zumindest, wenn die Schilddrüse zu diesem Zeitpunkt noch groß genug ist.

Nach jahrelanger Hormonsubstitution ist die Schilddrüse in ihrer Arbeit ruhiggestellt und degeneriert. Oftmals finden wir dann statt einer Normalgröße von 12 bis 18 Milliliter bei Frauen nur noch 6 bis 8 Milliliter. Das Organ ist geschrumpft, weil es über lange Zeit nicht mehr richtig genutzt und gefordert wurde. Wir kennen solche Phänomene auch aus anderen Bereichen, wie z. B. bei einem Arm- oder Beinbruch. Wenn man die Gliedmaße vom Gips befreit, ist sie häufig viel schlanker als die andere. Die Muskeln wurden nicht benutzt und müssen sich nun wieder aufbauen. So ähnlich verhält es sich auch mit der Schilddrüse.

Tyrosin

Tyrosin kann der Körper aus der Aminosäure Phenylalanin gut selbst herstellen. Besser ist es aber, wenn es über die Nahrung aufgenommen wird, denn diese Aminosäure hat vielfältige Funktionen im Körper: die Produktion der Stresshormone Dopamin und

Noradrenalin, die Bildung des Hautpigments Melanin und die Synthese von Thyroxin (T4).

Milchprodukte, Fleisch und Fisch haben reichlich Tyrosin vorzuweisen, Obst und Gemüse hingegen eher weniger. Veganer können sich durch den Verzehr von Nüssen und Weizenkeimen auch Tyrosin zuführen.

Dennoch: Wir messen bei Vegetariern, Veganern und Menschen unter Dauerstress (erhöhter Tyrosinverbrauch für die Stresshormone) oft sehr niedrige Tyrosinwerte, was sich häufig auch an einer eingeschränkten Schilddrüsenfunktion zeigt.

Jod

Kein Spurenelement ist so verkannt und missverstanden wie Jod. Dabei ist es bei vielen unserer Patienten das »missing link« nicht nur, um endlich lange bestehende Schilddrüsenprobleme in den Griff zu bekommen, sondern auch um schwanger zu werden. Trotz über 100.000 Forschungsbeiträgen in der Wissensdatenbank „Pubmed" zu den gesundheitlichen Vorteilen von Jod, sind viele Menschen auch hierzulande nicht optimal mit Jod versorgt oder leiden an einem Jodmangel.

Kyra: »Jod kann das Zünglein an der Waage spielen, wenn es um die Fruchtbarkeit geht. Ehrlich gesagt, bin ich davon überzeugt, dass ich ohne eine gehörige Portion Jod nicht mit 45 Jahren noch einmal auf natürlichem Wege schwanger geworden wäre.

Ich habe Jod auch lange Zeit nicht zu schätzen gewusst, und an einen Jodmangel in Deutschland habe ich nicht geglaubt – eher an das Gegenteil, wie es in einschlägiger Literatur in der Naturheilszene oft verlautet wird. Erst durch eigenes Leid bin ich eines Besseren belehrt worden: Nach der Geburt unseres ersten Sohnes habe ich aus Überzeugung quasi Tag und Nacht gestillt – ganze sieben Monate. Sicherlich für unseren Sohn das Beste, für mich war es ein Kraftakt. Je länger ich stillte, desto schlapper und müder wurde ich. Ich ließ mich untersuchen, und es wurde keine Ursache gefunden. Zur Müdigkeit kam bald Vergesslichkeit und Gedächtnisstörungen. Was war los mit mir?

Durch Zufall stieß ich auf ein Buch eines amerikanischen Arztes David Brownstein (»Iodine – why you need it«). Dort las ich das erste Mal, dass Stillen die Jodreserven der Mutter leert und dies zu genau den Symptomen führt, an denen ich zu dem Zeitpunkt litt. Die Natur hat es nämlich so eingerichtet, dass Jod aus der Nahrung in die Brustzellen gelangt, sich dort mit Milchproteinen verbindet und durch die Milchgänge direkt an den Säugling weitergeben wird.

Ich hatte meinen Jodvorrat sicherlich nach sieben Monaten Dauerstillen erschöpft. Ein Jodtest im Urin zeigte dann auch an: schwerer Jodmangel. Ich begann, mich jodreich zu ernähren und füllte meine leeren Speicher mit einem Jodpräparat auf und erholte mich merklich nach wenigen Wochen. Seitdem nehme ich täglich Jod. Kurz nachdem mein Jodmangel behoben war und mein Jodtest wieder normale Werte anzeigte, war ich erneut schwanger und brachte 2,5 Jahre nach unserem ersten unseren zweiten Sohn zur Welt.«

War das ein Zufall? Nein, denn dieses »Jod-Wunder«, wie ich es nenne, konnten wir schon mehrfach in unserer Praxis erleben.

Eine Studie aus dem Jahr 2018 konnte zeigen, dass Frauen mit ausgeprägtem Jodmangel eine 46 Prozent niedrigere Chance hatten, schwanger zu werden. Frauen mit moderatem Jodmangel wurden zwar schwanger, aber es dauerte länger als bei Frauen mit normalem Jodspiegel.

Auch Männer profitieren von einer jodreichen Kost bzw. einer Jodzufuhr. Auch wenn es noch wenige wissenschaftliche Studien gibt, so sehen wir bei unseren männlichen Patienten regelmäßig bessere Schilddrüsenwerte und einen Anstieg der Basaltemperatur. Beides hat einen positiven Effekt auf die männliche Fruchtbarkeit.

Messergebnisse

	Messwert	Referenzbereiche		
Jod [µg/g Kreatinin]	**55,1 µg/g Kreatinin**	>100	µg/g Kreatinin	ausreichende Jodversorgung
		50-100	µg/g Kreatinin	leichter Jodmangel
		25-50	µg/g Kreatinin	moderater Jodmangel
		<25	µg/g Kreatinin	schwerer Jodmangel

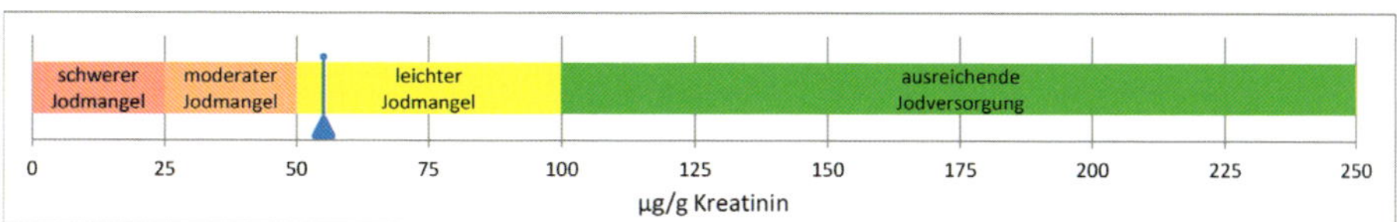

Einfacher Jodtest im Urin

Jod ist das Spurenelement, an dem am häufigsten ein Mangel besteht, wie verschiedene wissenschaftliche Studien zeigten. Dies ist schon lange bekannt, wenn auch Jodmangel meistens nur mit Schilddrüsenerkrankungen in Verbindung gebracht wird. Das ist schade, denn ein Jodmangel zeigt sich nicht immer in auffälligen Schilddrüsenwerten.

Die Weltgesundheitsorganisation empfiehlt die Einnahme von mindestens 200 Mikrogramm Jod am Tag, um die Schilddrüse vor Jodmangelerkrankungen wie Kropf, Unterfunktion und kalten Knoten zu schützen. Um ihren erhöhten Bedarf an Jod zu decken, rät die Deutsche Gesellschaft für Ernährung Frauen in der Schwangerschaft, 230 Mikrogramm und in der Stillzeit sogar 260 Mikrogramm Jod zuzuführen. Dies sind nur allgemeine Empfehlungen. Nach unseren Erfahrungen ist der Bedarf auch mit diesen Mengen an Jod nicht gedeckt, und ein Jodmangel besteht weiter.

Sehen Sie sich einmal an, welche Nahrungsmittel (relevante Mengen) Jod liefern, und Sie verstehen, warum Jodmangel so weit verbreitet ist:

- 100 g Brot: 2 mcg Jod
- 1 Banane: 3 mcg Jod
- 200 ml Karottensaft: 14 mcg Jod
- 5 g Meersalz, unjodiert: 3 mcg Jod
- 5 g Meersalz, jodiert: 125 mcg Jod
- 5 g jodiertes Speisesalz: 125 mcg Jod
- 100 g Rinderleber: 14 mcg Jod
- 100 g Schellfisch: 200 mcg Jod
- 100 g Wakame-Algensalat: bis zu 1.000 mcg Jod

Quelle: www. jod-fuer-zwei.de

Mit einer fisch- oder algenarmen Kost ist die Jodaufnahme in jedem Fall unzureichend.

Zeichen eines möglichen Jodmangels sind Symptome wie z. B.:

- fibrozystische Mastopathie (gutartige Veränderung des Brustdrüsengewebes, die mit Zysten und Knotenbildung einhergeht)
- Eierstockzysten
- Vergesslichkeit
- trockene Haut
- Haarausfall
- Schilddrüsenunterfunktion
- Gewichtszunahme
- Zyklusunregelmäßigkeiten

Jod wird nicht nur zur Synthese von Schilddrüsenhormonen benötigt, sondern verbessert auch die Funktion vieler anderer Organe wie z. B.:

- Eierstöcke
- Hoden/Nebenhoden
- Prostata
- Magen-Darm-Trakt
- Gehirn
- Nebennieren
- Brustdrüsen
- Speicheldrüsen

In der Kinderwunschbehandlung profitieren Frauen und Männer gleichermaßen von einem Ausgleich eines bestehenden Jodmangels.

Unter einer individuell angepassten Jodgabe und der damit einhergehenden verbesserten Schilddrüsen- und Eierstockfunktion haben wir neben besseren T4- und T3-Werten Folgendes bei unseren Ü40-Patienten beobachtet:

- Ausgleich von Zyklusstörungen
- Regelmäßige Eisprünge
- Steigerung der Energie
- Verbesserte Spermiogramme

Nebenbei wird auch noch

- die Immunfunktion optimiert und
- das Hautbild verbessert.

Wir behaupten, dass sich durch eine Jodtherapie in vielen Fällen eine zu früh einsetzende Prä-Menopause oft noch um einige Jahre hinauszögern lässt. Was man im Auge behalten sollte, ist, dass Jodmangel hierzulande immer noch weit verbreitet ist, auch wenn oft das Gegenteil behauptet wird. Ein Argument, was immer angebracht wird, ist die Jodierung des Speisesalzes. Die Verwendung dieses Salzes reicht alleine in der Regel allerdings aus, um ausreichende Mengen an Jod zuzuführen. Dies könnte auch eine Erklärung dafür sein, warum es heutzutage noch so viele Schilddrüsenunterfunktionen gibt.

Bei einem Jodmangel liegt der T4-Wert in der Regel im unteren Normbereich (sofern nicht künstliches T4 als Medikament verabreicht wird).

Das Problem mit der alleinigen Verabreichung von L-Thyroxin® ist, dass ein bestehender Jodmangel nicht ursächlich behoben wird und er z. B. in den Eierstöcken weiter besteht und so die Fruchtbarkeit einschränken kann.
Um über den eigenen Jodstatus Gewissheit zu haben, empfehlen wir einen Jodtest. Der einfachste Test, den jeder zu Hause durchführen kann, ist der Jod-Haut-Test.

Dazu benötigen Sie eine ein Prozent Lugolsche Jod-Lösung (aus der Apotheke, bitte nicht eine höherprozentige Lösung verwenden, die ist zu ätzend für die Haut). Mit einem Wattestäbchen wird auf den Unterarm ein sechs mal sechs Zentimeter großes Quadrat gezeichnet.

Da Jod gut über die Haut resorbiert wird, wird die Haut – sofern ein Jodmangel besteht – die aufgetragene Lösung innerhalb weniger Stunden resorbieren. Ist nach 12 Stunden das Jod vollständig aufgenommen und der Fleck verschwunden, kann dies ein Hinweis sein, dass der Körper unter einem Jodmangel leidet.

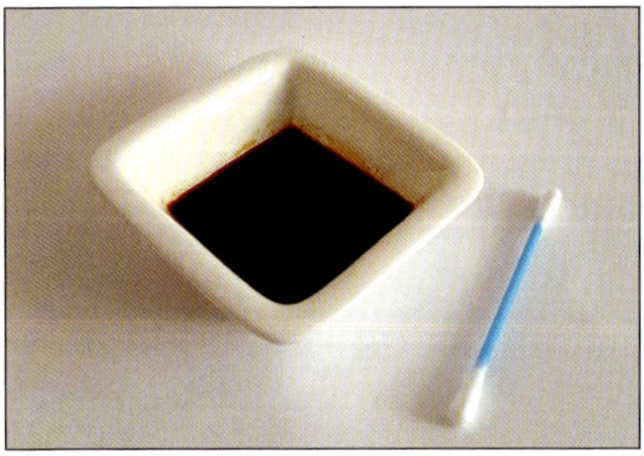

Lugolsche Lösung

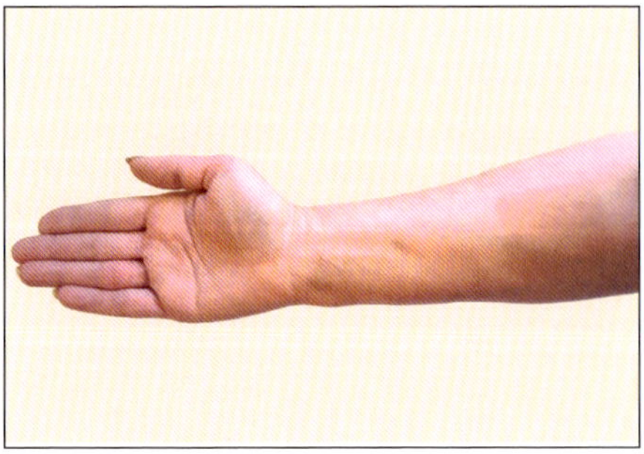

Jod-Hauttest

Fairerweise sollte man hier erwähnen, dass dieser Test nicht sehr genau ist und nur als ein Hinweis zu betrachten ist.

Aus diesem Grunde empfehlen wir, bei Kinderwunsch einen Jodtest durchführen zu lassen. Denn ein Jodmangel lässt sich nur durch einen Urintest sicher erkennen.

Der Jodsättigungstest im Urin wird über die Sammlung der 24-Stunden-Urinausscheidung durchgeführt und liefert eine genaue Auskunft über den Jodstatus des gesamten Körpers.

	Messwert	Referenzbereiche	
Dosis [mg]:	50 mg	≥ 90 %	Ausreichende Jodsättigung
Jod [mg]:	23,4 mg	< 90 %	Ungenügende Jodsättigung
Anteil der Testdosis [%]:	46,8 %		

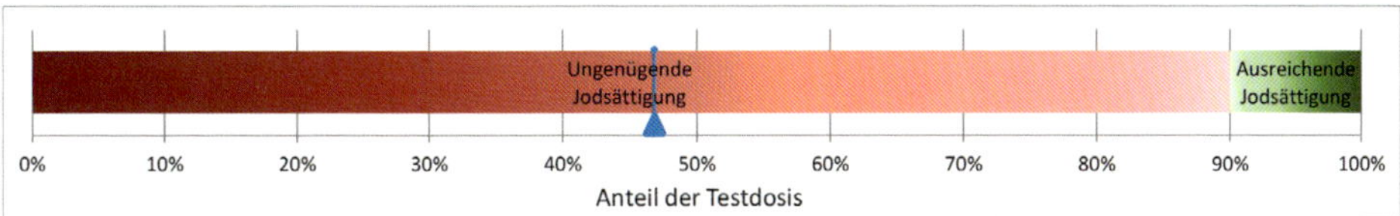

Jodsättigungstest

2. Selenmangel

Die Enzyme, die aus T4 vor allem in den Leberzellen das T3 herstellen, benötigen große Mengen des Hilfsstoffs Selen. Daher ist bei Selenmangel der T3-Spiegel meist niedrig. Auch Selenmangel ist aufgrund der Selenarmut unserer Böden in Deutschland weit verbreitet, zumindest findet man immer wieder suboptimale Blutspiegel. Wichtig ist bei einer zusätzlichen Einnahme von Selen als Nahrungsergänzungsmittel oder Arznei, dass diese unter regelmäßigen Laboruntersuchungen erfolgen sollte. Anders als bei Zink und Magnesium ist der Bereich der Toxizität vergleichsweise schnell erreicht, insbesondere dann, wenn Selen als Selenomethionin zugeführt wird.

3. Mangel an sonstigen Cofaktoren

Für die Herstellung von Schilddrüsenhormonen sind folgende Cofaktoren unabdingbar:

- Eisen: Eisen spielt ähnlich wie Selen eine wichtige Rolle im Jodstoffwechsel der Schilddrüse. Es ist Bestandteil des Enzyms Thyreoperoxidase (TPO), welches die Kopplung von Tyrosin und Jod vornimmt.
- Vitamin A: Das fettlösliche Vitamin kommt vor allem in tierischen Produkten wie Leber, Fisch, Milch, Eigelb oder Butter vor. Vitamin A kann der Körper in kleinen Mengen auch aus der Vorstufe Betacarotin (Provitamin A) – zum Beispiel aus Kürbis oder Karotten – selbst herstellen.
- Vitamin D: Schon in den 1930er Jahren haben Wissenschaftler entdeckt, dass die Funktion der Schilddrüse vom Vitamin-D-Gehalt abhängt. Heute wissen wir, dass Vitamin-D die Speicherung von Jod im Gewebe unterstützt.

Ein Mangel an diesen drei Nährstoffen kann daher ebenfalls zu einer Schilddrüsenunterfunktion beitragen.

4. Sonstige Störfaktoren
Die Schilddrüse ist ein empfindliches Organ. Sie lässt sich leicht »aus der Fassung« bringen, z. B. durch:

- sojareiche Ernährung
- Thiocyanate aus Tabakrauch
- hohen Konsum von Kohlarten, Süßkartoffeln und Kresse
- toxische Metalle, vor allem Quecksilber und Cadmium
- Fluoride (aus Zahnpasta)
- Bromide (aus bestimmten Medikamenten, vor allem Beruhigungsmittel)

Fazit: Schilddrüsenfunktionsstörungen werden bei Kinderwunschpaaren häufig nicht ausreichend behandelt.

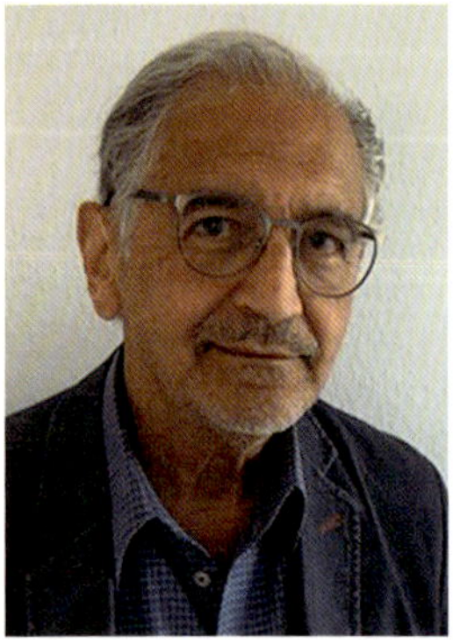

EXPERTE DR. FIROZ SOJITRAWALLA, INTERNIST

Falls der T3-Wert trotz unseres Programmes nicht in einen mittleren Normbereich gelangt und die Basaltemperatur sich normalisiert, so wäre eine medikamentöse Therapie sinnvoll, wie der erfahrene Internist und Nuklearmediziner Dr. Firoz Sojitrawalla uns erklärte:
»Die Standard-Therapie bei der latenten und manifesten Schilddrüsenunterfunktion ist die Gabe des Hormons L-Thyroxin®. Nach neuen Studiendaten hat sich gezeigt, dass auch die Gabe von Jod in Form von Jodid in Kombination mit niedrig dosiertem L-Thyroxin® in vielen Fällen zur Normalisierung der Schilddrüsenfunktion führt. Die Gabe von Selen ist darüber hinaus auch elementar wichtig. Nur bei Patienten nach Schilddrüsenteil- – oder kompletter Entfernung oder bei fortgeschrittener Hashimoto Thyreoiditis ist eine höhere Dosis von L-Thyroxin® und manchmal auch die Kombination mit einem T3-Präparat sinnvoll. Dies ist der Fall, wenn eine sogenannte Konversionsstörung vor-

liegt. Dies bedeutet, dass die Umwandlung von T4 in T3 in der Leber auch durch die Gabe von Selen nicht verbessert werden kann.«

Herr Sojitrawalla, wir danken für dieses Gespräch.

Sollte also der T3-Wert nach empfohlener Therapie nicht steigen, dann könnten Sie Ihren Arzt nach einer möglichen Gabe eines Schilddrüsenmedikaments (mit T3-Anteil) fragen. Gängige Handelsnamen sind Novothyral (Kombination T4/T3) oder Thybon (T3).

5. Hashimoto Thyreoiditis

Die Hashimoto Thyreoiditis, auch Autoimmunthyreoiditis genannt, ist eine chronische, entzündliche Erkrankung, die in unterschiedlichen Formen auftreten kann. Sie wurde im Jahr 1912 von dem japanischen Arzt Hakaru Hashimoto entdeckt. Bei dieser Erkrankung zerstören Immunzellen das eigene Schilddrüsengewebe. Der Verlauf ist vielfältig in den Symptomen und langwierig. Im Endstadium tritt durch die Zerstörung des Gewebes immer eine Schilddrüsenunterfunktion auf. Frauen sind häufiger betroffen als Männer. Gerade Frauen ab 40 scheinen häufiger an einer Entzündung in der Schilddrüse zu erkranken.
Es werden verschiedene Auslöser diskutiert, wie z. B.:

- Infektionen mit verschiedenen Erregern, wie z. B. Parvovirus B19, Epstein-Barr-Virus
- Vitamin-D-Mangel
- Umweltgifte/toxische Metalle
- Gluten-Intoleranz
- Leaky-Gut-Syndrom (chronische Darmschleimhautentzündung mit erhöhter Permeabilität)
- Selenmangel
- HWS-Traumata
- chronische Kieferknochenentzündungen

Die Krankheit kann zum Stillstand kommen, daher ist es sinnvoll, dass sie früh diagnostiziert wird. Oft wird sie aber erst dann entdeckt, wenn bereits das Stadium einer Unterfunktion eingetreten ist.

Für eine sichere Diagnose ist eine Untersuchung der Schilddrüse im Ultraschall erforderlich, die Bestimmung der Schilddrüsenwerte TSH, FT3, FT4 sowie der Antikörper TPO-AK (auch mikrosomale Antikörper, MAK, genannt), TAK (Antikörper gegen Thyreoglobulin) und TRAK (TSH-Rezeptor-Antikörper). Im Ultraschallbild können typische entzündungsbedingte Zeichen erkannt werden, wie eine erhöhte Perfusion oder Narbenbildung. Nicht immer zeigt eine Blutuntersuchung auch eine Autoimmunthyreoiditis durch die Erhöhung der entsprechenden Antikörper an, wir sprechen dann von einer »seronegativen Hashimoto Thyreoiditis«.

Menschen mit einer Hashimoto Thyreoiditis leiden an typischen, im Typ C des Selbsttests, aufgeführten Symptomen.

Leider vergehen oft Jahre, bis die richtige Diagnose gefunden wird, denn oftmals ist zu Beginn der Erkrankung kein Laborwert außerhalb der Norm. Obwohl mehr Frauen erkranken, tritt es auch bei Männern auf. Hier ist die Dunkelziffer noch höher, denn Männer gehen mit ihren Beschwerden meist seltener zum Arzt.

Sollten Sie »Typ C« im Selbsttest angekreuzt haben, ist es empfehlenswert, sich auf diese Erkrankung hin untersuchen zu lassen.

Keine Angst vor Jod bei Hashimoto!

Bis vor wenigen Jahren galt eine Jodgabe bei Hashimoto Thyreoiditis als streng kontraindiziert. Man nahm an, dass Jod die Erkrankung triggern bzw. schneller fortschreiten lässt. Dies ist heute durch Studien widerlegt. Es wird gerade Frauen mit Kinderwunsch und Hashimoto zu einer Jodeinnahme ausdrücklich geraten. Diese sollte kontrolliert und begleitet durch einen Arzt oder Heilpraktiker geschehen.

Wer längere Zeit auf Jod verzichtet hat, z. B. aufgrund der Fehlinformation, Jod sei bei Hashimoto Thyreoiditis schädlich, der sollte die Zufuhr langsam aufbauen, um so den Organismus allmählich an Jod zu gewöhnen. Es kann nämlich sein, dass die Natrium-Iodid-Symporter (NIS) durch die lange Abstinenz den Transport von Jod in die Schilddrüsenzellen verlernt haben. Durch eine geringe, aber kontinuierliche Gabe können sie es wieder erlernen.

Keine Panik – mit Hashimoto Thyreoiditis entspannt schwanger werden

Wir haben uns mit der Gynäkologin Dr. Simone Koch, Mutter zweier Söhne und selbst an Hashimoto Thyreoiditis erkrankt, über Fruchtbarkeit und Schwangerschaftsprobleme bei dieser Autoimmunerkrankung unterhalten.

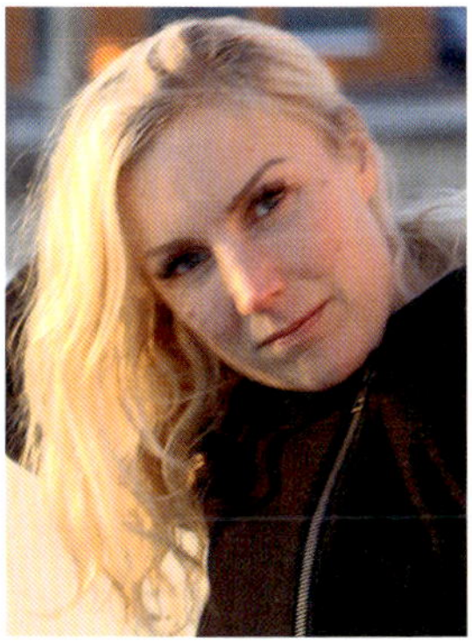

EXPERTIN DR. SIMONE KOCH, GYNÄKOLOGIN

Warum haben Frauen mit Hashimoto Thyreoiditis oft Schwierigkeiten, schwanger zu werden?
Um ihre Funktion optimal wahrnehmen zu können, brauchen die Eierstöcke Schilddrüsenhormone, vor allem das aktive Thyronin (T3). Wie wichtig dies ist, kann man daran erkennen, dass die Eierstöcke eine eigene Deionidase hat, ein Enzym, welches die Speicherform Thyroxin (T4) in die aktive Form T3 umsetzen kann. Nur wenn ausreichend T3 da ist, erfolgt eine ordnungsgemäße Follikelreifung und schließlich ein Eisprung. Daher kommt es bei einer manifesten Hypothyreose häufig zu einem Ausbleiben der Mens. Allerdings können auch schon leichte Mängel am aktiven Hormon zu einer Follikelreifungsstörung und daher zu einer eingeschränkten Fertilität führen.

Darüber hinaus ist auch in der zweiten Zyklushälfte sowie in der Frühschwangerschaft der Gelbkörper bzw. das *Corpus gravidarum* auf eine ausreichende Versorgung mit Schilddrüsenhormonen angewiesen. In der Frühschwangerschaft steigt dieser sogar noch mal um durchschnittlich 30 Prozent. Eine unzureichende Versorgung erhöht das Risiko für einen frühzeitigen Zusammenbruch des Gelbkörpers bzw. für einen Frühabort erheblich. Daher sollte bei einer normalen reinen T4-Therapie mit L-Thyroxin® bei Kinderwunsch ein TSH um 1,0 mU/l angestrebt werden, da Studien an Gesunden gezeigt haben, dass dies der funktionelle Bereich ist, der am ehesten mit einer guten Menge an freien Schilddrüsenhormonen vergesellschaftet ist. Ich persönlich würde jedoch immer auch ein Augenmerk auf die freien Hormone legen und hier einen T3 oberhalb von 3,0 pg/ml und einen T4 oberhalb von 12,0 pg/ml anstreben.

Um eine ausreichende Versorgung mit Schilddrüsenhormonen fürs Ovar zu gewährleisten, hat der Körper verschiedene Mechanismen, die jedoch bei der Hashimoto Thyreoiditis aufgrund der Unfähigkeit der Schilddrüse zur ausreichenden Hormonproduktion außer Kraft gesetzt ist. Die Schilddrüse hat nämlich reichlich Östrogenrezeptoren. Im Fall einer Hypothyreose produziert das Ovar vermehrt Östrogen, um die Schilddrüse zu einer höheren Hormonproduktion anzuregen. Im Falle einer Thyreoiditis ist die Schilddrüse hierzu nicht in der Lage. Das immer stärker gegenregulierende Ovar erzeugt also zusätzlich zur Hypothyreose noch eine Östrogendominanz, welche sich ebenfalls ungünstig auf die Fertilität auswirkt.

Des Weiteren geht die Hashimoto Thyreoiditis oft mit anderen Autoimmunerkrankungen wie der Zöliakie (15 Prozent) und der autoimmunen Gastritis (20 Prozent) einher. Beides kann unerkannt zu erheblichen Mangelzuständen an für die Fertilität essentiellen Nährstoffen führen, allen voran Eisen. Insgesamt wirkt sich eine chronisch entzündliche Situation so aus, dass es häufig zu einem Progesteronmangel kommt. Hiermit sind die wichtigsten Punkte grob zusammengefasst. Für eine ausführlichere Beschreibung darf ich auf mein eigenes Buch verweisen.

Geht eine Hashimoto Thyreoiditis mit einer erhöhten Fehlgeburtenrate einher, wie häufig gesagt wird?
Leider ja. Da sich der Bedarf an Schilddrüsenhormonen in der Frühschwangerschaft stark erhöht und oft keine frühzeitige Anpassung erfolgt, ist das Risiko für einen Abort erhöht. Auch die thyreoidalen Antikörper allein erhöhen das Risiko für Komplikationen, Frühgeburtlichkeit und Abort. Da eine Schwangerschaft aufgrund der komplizierten Anpassungen des Immunsystems jedoch häufig zu einer Remission oder zumindest deutlichen Besserung der autoimmunen Lage in der Schwangerschaft führt, sollte dies kein Grund sein, keine Schwangerschaft anzustreben. Junge Frauen, deren Kinderwunsch noch ein paar Jahre Zeit hat, können und sollten sich bemühen, zunächst die wesentlichen Trigger ihrer Autoimmunität zu ermitteln und eine Verbesserung der Antikörpersituation zu erreichen. Ab dem 40. Lebensjahr ist die Zeit jedoch so kostbar, dass ich dringend dazu raten würde, den Kinderwunsch an erste Stelle zu stellen und sich um eine Optimierung der hormonellen Lage zu bemühen.

Kann sich eine unerkannte und unbehandelte Hashimoto Thyreoiditis auch bei Männern auf Fertilität auswirken?
Auch die männlichen Gonaden haben – genau wie die weiblichen – Rezeptoren für das Schilddrüsenhormon T3. Eine Minderversorgung führt zu einer Verminderung der Spermienanzahl und Motilität, sowie auch vermehrt zu morphologischen Auffälligkeiten und damit eventuell auch zu einer Einschränkung der Fruchtbarkeit. Insgesamt ist die Studienlage hier sehr dünn, da sich, obgleich die Verteilung bei Gründen für Infertilität nahezu gleich zwischen den Geschlechtern aufgeteilt ist, in der Vergangenheit nahezu fast ausschließlich auf die Infertilität der Frau konzentriert wurde. Leider werden noch heute oft stark invasive Eingriffe am Körper der Frau durchgeführt, um ihren Fruchtbarkeitsstatus zu prüfen, bevor beim Mann überhaupt ein Spermiogramm durchgeführt wird.

Welche Empfehlungen geben Sie Frauen bzw. Männern mit dieser Autoimmunerkrankung in Bezug auf eine geplante Schwangerschaft?
Ich empfehle den Weg der bewussten Konzeption zu gehen und schon vor dem Versuch des Herbeiführens einer Schwangerschaft für eine optimale Versorgung mit Nährstoffen vor allem Selen und Jod, aber auch mit allen anderen Nährstoffen zu sorgen. Um einen der häufigsten Trigger für das Immunsystem zu eliminieren, würde ich für den Zeitraum des Kinderwunsches und der Schwangerschaft eine glutenfreie, jedoch sonst ausgewogene Ernährung mit viel Gemüse empfehlen. Eventuell ist es sinnvoll, weitere Ernährungstrigger mit einem sogenannten LTT-Test im Blut zu ermitteln.

Ebenfalls sollte vor dem Eintritt einer Schwangerschaft eine optimale Einstellung der hormonellen Lage erfolgen. Mit dem Eintritt der Schwangerschaft sollte eine schnellstmögliche Kontrolle erfolgen, um eine optimale Anpassung der Schilddrüsenhormone an die Frühschwangerschaft zu gewährleisten.

Frau Dr. Koch, wir bedanken uns für dieses Gespräch.

Wir haben die Erfahrung gemacht, dass auch Frauen mit Hashimoto Thyreoiditis durchaus schwanger werden können, wenn die Ursache der Erkrankung ausreichend behandelt wurde. Da die Schulmedizin keine Ursachenfindung oder -behandlung bei dieser Erkrankung durchführt und einfach nur das fehlende Hormon ersetzt, kann die Erkrankung weiter fortschreiten. Dementsprechend wird die Hormongabe mit der Zeit erhöht, während das Volumen der Schilddrüse immer weiter schrumpft. Ein Teufelskreis, den es zu durchbrechen gilt.

Eine ursachenbezogene Therapie schaut hingegen auf die Gründe der Erkrankung und versucht, diese zu beheben. Dies ist nicht immer einfach und bedeutet oftmals einen langen Weg. Wir haben aber schon oft erlebt, dass bei einer ausreichenden Behandlung der Ursachen, z. B. Beseitigung einer toxischen Metallbelastung, die Erkrankung zum Stillstand kommen kann.

Falls Sie von Hashimoto Thyreoiditis betroffen sein sollten, holen Sie sich Hilfe bei einem kompetenten Heilpraktiker oder Arzt.

Unsere Fruchtbarkeits-Tipps:

- Messen Sie mal eine Woche lang Ihre Basaltemperatur. Was stellen Sie fest?
- Lassen Sie ein Schilddrüsenprofil erstellen und Ihre Schilddrüse gründlich untersuchen.
- Wenn Sie bereits Schilddrüsenpatient sind, besprechen Sie mit Ihrem Arzt Ihren Kinderwunsch und eine möglichst optimale Einstellung Ihrer Medikamenteneinnahme.
- Achten Sie auf eine ausreichende Jod- und Selenzufuhr in der Nahrung oder folgen unserem Programm am Ende des Buches. Auch bei einer Hashimoto Thyreoiditis sollten täglich 200 mcg Jod eingenommen werden. Bei der Autoimmunerkrankung Morbus Basedow muss eine Jodzufuhr mit dem Arzt abgestimmt werden.

NEBENNIERENSTÖRUNGEN

Stress schadet der Fruchtbarkeit – das ist sicherlich bekannt. Aber warum ist das so?

Das hängt mit der engen Verbindung zwischen den Nebennieren und unseren Geschlechtsorganen zusammen. Die kleinen Organe oberhalb der Niere (daher auch der Name) regeln unsere Reaktion auf Stress, indem sie bei Bedarf Cortisol und Adrenalin ausschütten. Daneben produzieren sie auch die Hormonvorstufen DHEA und Pregnenolon sowie in kleinen Mengen Testosteron und Progesteron. Zudem regulieren sie den Wasserhaushalt.

STRESS

Den Begriff hat der Hormonforscher und Biochemiker Hans Selye (1907–1982) geprägt. Er gilt als der Vater der Stressforschung. Er definierte »Stress« als jede körperliche Reaktion auf Belastungsreize.

Wir alle stehen beruflich und privat immer mal wieder unter Stress. Unser Körper hat dafür ein automatisches Programm, den sogenannten »Kampf- oder Flucht-Mechanismus«. Immer wenn unser Gehirn Gefahr wahrnimmt, wollen wir uns instinktiv in Sicherheit bringen – entweder durch Kampf oder durch Flucht. Beide Reaktionen erfordern vom Körper kurzfristig Höchstleistung. Er muss unverzüglich reagieren. Dies geht nur durch die Ausschüttung unserer Stresshormone Cortisol bzw. Adrenalin. Der Körper kann jetzt blitzschnell auf (vermeintliche) Gefahren reagieren, indem

- der Blutdruck steigt,
- der Puls steigt,
- der Blutzucker steigt und
- die Aufmerksamkeit sich erhöht.

Wir sind in solchen Momenten bereit, zu kämpfen oder zu fliehen.

Dieses uralte Programm hat uns in den vielen Jahren der Evolution das Überleben gesichert. Kämpfen oder Fliehen bedeutet aber auch, dass wir uns intensiv bewegen. Wenn wir heute Bedrohungen empfinden (z. B. weil wir uns mit Chef oder Kollegen tägliche Machtkämpfe liefern), so erfolgt immer auch dieselbe Stressreaktion, nur bleiben wir in der Regel sitzen. Wenn wir uns heute täglich in unserem Kampf-oder-Flucht-Modus befinden, produzieren wir eine große Menge an Stresshormonen, die aber nicht adäquat abgearbeitet werden. Viele sind ständig durch erhöhte Cortisol- und Adrenalinspiegel überhitzt. Dies lässt sich gut messen.
Unsere heutigen »Säbelzahntiger« sind z. B.:

- finanzielle Probleme
- private Probleme
- ständiger Termindruck
- ständiger Ärger mit dem Chef
- fehlende soziale Kontakte

Wenn Sie an einem chronisch erhöhten Cortisolspiegel leiden, kann das Ihre Fruchtbarkeit deutlich herabsetzen.

Anhand des Hormondiagramms erkennen Sie, dass die Geschlechtshormone in Verbindung mit dem Nebennierenrindenhormon Cortisol stehen. Die Grundsubstanz, aus der alle Geschlechtshormone und auch Cortisol gebaut sind, ist Cholesterin. Aus Cholesterin wird zunächst Pregnenolon und dann Progesteron gebildet.

Wenn der Körper unter Dauerstress steht, wird ein Großteil des Pregnenolons in Cortisol umgebaut, und es kommt zunächst zu einem Progesteronmangel

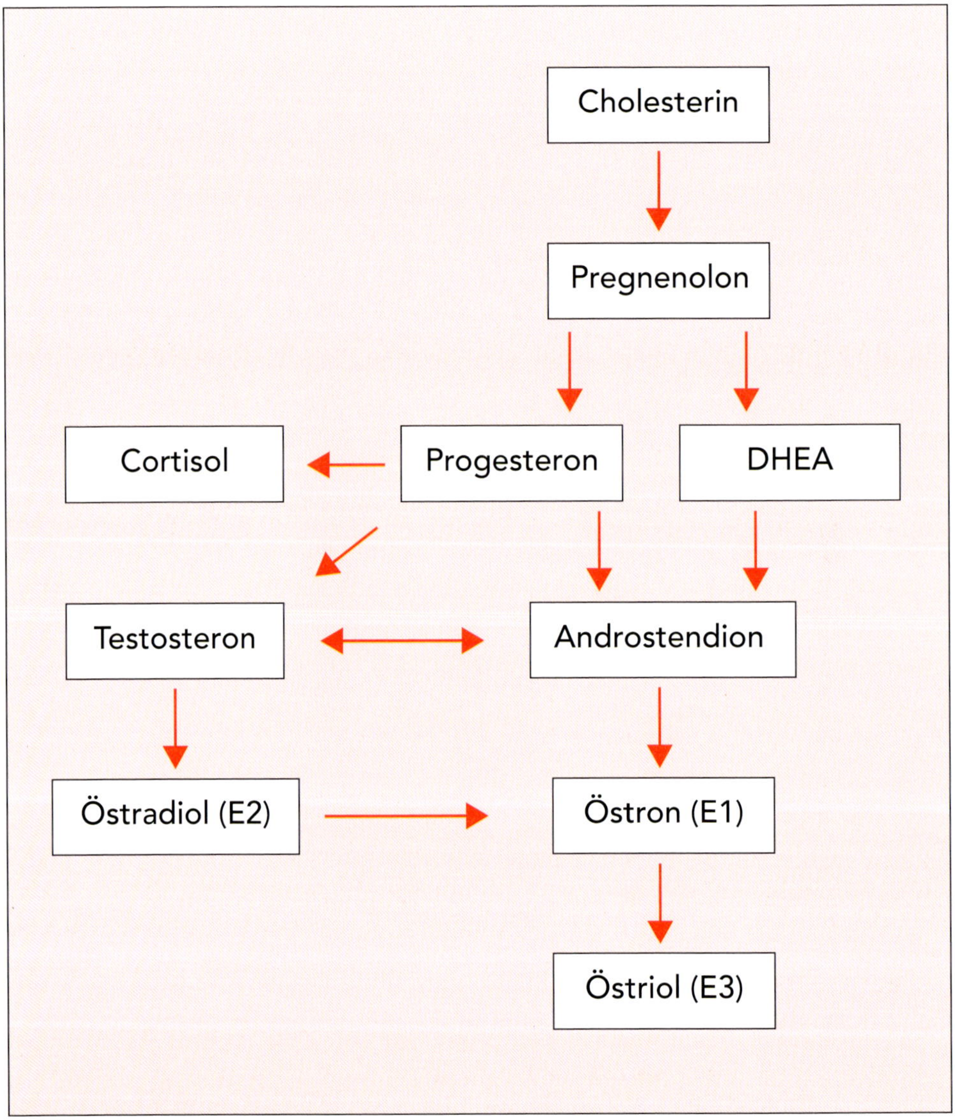

Nebenniere und Geschlechtshormone

(»Pregnenolonstealing«) und langfristig möglicherweise auch zu einem Mangel an Östradiol und Testosteron. Das gilt sowohl für Männer als auch für Frauen.

Der Nebennieren-Selbsttest

Nebennierenfehlfunktionen sind genauso wie Schilddrüsenstörungen häufig bei Menschen über 40. Die Nebennieren werden allerdings noch weniger untersucht als die Schilddrüse. Eine gestörte Nebennierenfunktion hat fast immer auch Auswirkungen auf die Fruchtbarkeit. Sind Sie auch von einer Nebennierenstörung betroffen?

Symptom	Trifft zu
Ich fühle mich oft müde und antriebslos.	B
Ich schwitze schnell.	A
Ich leide unter Schlafstörungen.	A
Mein Blutdruck ist oft zu hoch.	A
Ich neige zu Verstopfung.	A
Ich nehme schnell ab.	B
Ich habe eher niedrigen Blutdruck und niedrigen Puls.	B
Ich unterzuckere schnell.	B
Mein Puls ist generell erhöht.	A
Mein TSH-Wert liegt unterhalb von 1 mclU/ml.	A

Symptom	Trifft zu
Ich bin infektanfällig.	B
Ich habe starke und/oder lange Menstruationsblutungen (w).	A
Ich leide an Konzentrationsstörungen.	B

Bitte zählen Sie die Anzahl der Buchstaben durch, bei denen Sie ein Kreuz gemacht haben.

Anzahl A: ____ *Kreuze*
Anzahl B: ____ *Kreuze*

Wo haben Sie am häufigsten Ihr Kreuz gesetzt?

- Sie sind »Typ A«? – Sie zeigen die Symptome eines Cortisolüberschusses. Unsere Nebennieren sind für dauerhafte Belastungen nicht ausgelegt. Dauerstress mit chronisch erhöhtem Cortisol führt daher zu den typischen Erkrankungen unserer Zeit, wie Burnout-Syndrom, Depressionen, Angststörungen, Bluthochdruck, Übergewicht und (Prä-)Diabetes. Diese für den Körper sehr belastende Situation läuft langfristig auf eine Nebennierenerschöpfung hinaus, da die Nebennierenrinde nicht unbegrenzt Cortisol produzieren kann. Sie produzieren dann Cortisol auf Kosten Ihrer Geschlechtshormone.
- Sie sind »Typ B«? – Sie leiden womöglich an einer Erschöpfung der Nebenniere bei Cortisolmangel. Wenn die Nebennieren lange, teilweise jahrelang gepowert haben, wie das oft der Fall ist bei Menschen im mittleren Alter, kann es sein, dass sie sich erschöpfen, also bei Belastung nicht mehr ausreichend hohe Cortisol-Spiegel produzieren können. Dieser Zustand geht fast immer bei Frauen und Männern mit starken hormonellen Störungen einher. In diesem Fall sollte eine umfassende Stabilisierungstherapie in Begleitung eines erfahrenen Arztes oder Heilpraktikers stattfinden.

Ein Cortisoltest zeigt, ob die Nebennieren belastet sind. Am besten eignet sich dafür ein Cortisoltagesprofil, bei dem morgens um 8 Uhr, mittags um 12 Uhr und abends gegen 20 Uhr der Cortisolspiegel im Speichel gemessen wird.

Der Maximalwert wird ca. eine Stunde nach dem Erwachen erreicht und sinkt dann kontinuierlich, abgesehen von einem kleinen Zwischenhoch im frühen Nachmittag, und sollte gegen 23 Uhr auf dem Minimum sein.

Unsere Fruchtbarkeits-Tipps:

- Ausreichend Schlaf ist das wichtigste Mittel für die Nebennieren, denn Melatonin ist der Gegenspieler von Cortisol.
- Auch wenn Sie sich sehr erschöpft fühlen, machen Sie täglich ein wenig Sport, der Sie aber nicht noch mehr auspowert.
- Gönnen Sie sich vermehrt Ruhe, versuchen Sie auch während des Tages Ruhephasen einzulegen, z. B. in der Mittagspause.
- Entspannungsmaßnahmen, wie z. B. Meditation oder Autogenes Training, tun den Nebennieren sehr gut.

Test	Ergebnis	Einheit	Normbereich	Vorwert
Einzelanforderung				
Cortisol im Speichel (Probe 1)	**18,90**	ng/ml	4 - 12	
Cortisol im Speichel (Probe 2)	**6,30**	ng/ml	1,5 - 5,0	
Cortisol im Speichel (Probe 3)	**2,20**	ng/ml	0,4 - 1,5	

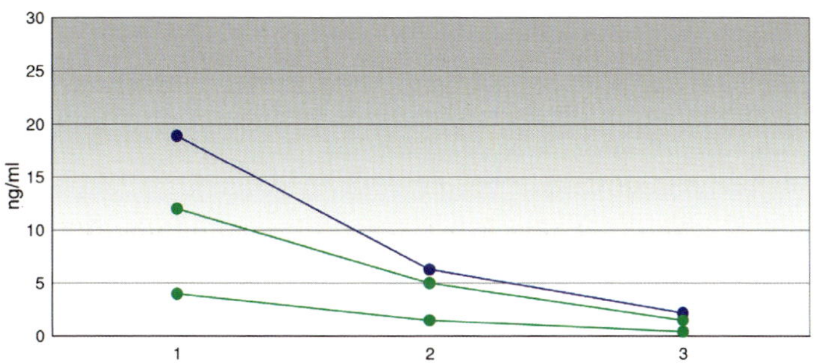

Das Cortisol-Tagesprofil

- Schränken Sie den Genuss von koffeinhaltigen Getränken und Alkohol stark ein.
- Adaptogene in Form von Heilpilzen, Heilpflanzen und Gewürzen können die Stressreaktion verbessern und die Nebennieren entlasten.

NÄHRSTOFFMÄNGEL

Die Aufrechterhaltung unserer Fruchtbarkeit ist ein komplexes System, das täglich für die Schaffung neuen Lebens im Einsatz ist. Viele Organsysteme arbeiten fein aufeinander abgestimmt zusammen, damit im kleinen Becken die allerbesten Voraussetzungen für neues Leben geschaffen werden. Alle diese Körperprozesse hängen hierbei zwingend von der regelmäßigen Zufuhr bestimmter Nährstoffe ab. Ohne diese läuft nichts.

Auch wenn Sie sicherlich immer wieder lesen, Nährstoffmängel kämen in Europa quasi nicht mehr vor, so sagen unsere Labormessungen (nicht nur) bei Kinderwunschpatienten etwas ganz anderes: Die allermeisten Menschen haben keine ausreichende Versorgung an:

- Vitamin D
- Jod
- Folat (Folsäure)
- Omega-3-Fettsäure DHA
- Omega-3-Fettsäure EPA

Dies bedeutet, dass sich im Blut oder im Urin (bei Jod) keine ausreichenden Spiegel dieser Nährstoffe finden, um eine Basisversorgung des Körpers zu ermöglichen.

Wenn diese Stoffe fehlen, werden sich zwangsläufig Störungen in Form von Symptomen oder Krankheiten einstellen. Denn diese Mikronährstoffe sind essentiell. Das bedeutet, wir müssen sie über die Nahrung oder notfalls über eine Nahrungsergänzung zuführen; der Körper kann sie nicht selbst herstellen. Sie sind unverzichtbar.

Unsere eigenen Untersuchungen scheinen repräsentativ für die Versorgung der Gesamtbevölkerung zu sein. Dies zeigte die Nationale Verzehrsstudie II (NVSII). Im Auftrag der Bundesregierung wurde den Deutschen auf den Teller geschaut. In den Jahren 2005 bis 2007 wurden 20.000 Menschen im Alter zwischen 14 und 80 Jahren

in allen Teilen des Landes nach ihren Ernährungsgewohnheiten gefragt und diese wurden anschließend ausgewertet.
Hier sind zwei Auszüge aus den Studienergebnissen:

- »Bei den meisten Vitaminen entspricht die Zufuhr den Referenzwerten* für die Nährstoffzufuhr, deutlich darunter liegt die Zufuhr bei Vitamin D und Folsäure.«
- »Ein Risikonährstoff in der Bevölkerung ist Jod. Wenn kein Jodsalz verwendet wird, erreichen 96 Prozent der Männer und 97 Prozent der Frauen die Empfehlung für die Jodzufuhr nicht.«

*Diese Referenzwerte werden von der Deutschen Gesellschaft für Ernährung festgesetzt und von vielen Experten als zu niedrig erachtet.

Kurzum: Auch Sie, liebe Leserin, lieber Leser, haben sicherlich einen Mangel zumindest an den wichtigen Fettsäuren DHA und EPA, Vitamin D, Folat und Jod.

Über Jod haben Sie ja bereits einiges erfahren, daher möchten wir Ihnen nachfolgend mehr zu den Fettsäuren DHA und EPA sowie zu Vitamin D und Folat erzählen.

Ölwechsel für die Fruchtbarkeit

Fett war über Jahrzehnte verpönt und galt als überflüssiger Dickmacher. Wer auf seine Gesundheit Wert legte, ernährte sich »low fat« und griff zur Margarine statt zur Butter. Mittlerweile hat sich das Meinungsbild über Fette sehr gewandelt und diese werden erfreulicherweise differenziert betrachtet.

Unsere Nahrungsfette, sei es Butter, Öle oder Fette aus tierischen Produkten, bestehen aus verschiedenen Fettsäuren. Einige davon sind für den Körper essentiell. Diese essentiellen Fettsäuren werden in die Omega-3- und Omega-6-Fettsäuren unterteilt.

Wichtig zu verstehen ist, dass wir beide Sorten benötigen. Die Versorgung mit Omega-6-Fettsäuren ist in der Regel durch unsere westliche Ernährung überdurchschnittlich gut bzw. überreichlich, da müssen wir uns keine Sorgen über einen Mangel machen. Ganz anders ist es mit den Omega-3-Fettsäuren.
Die Quellen für Omega-3-Fettsäuren sind:

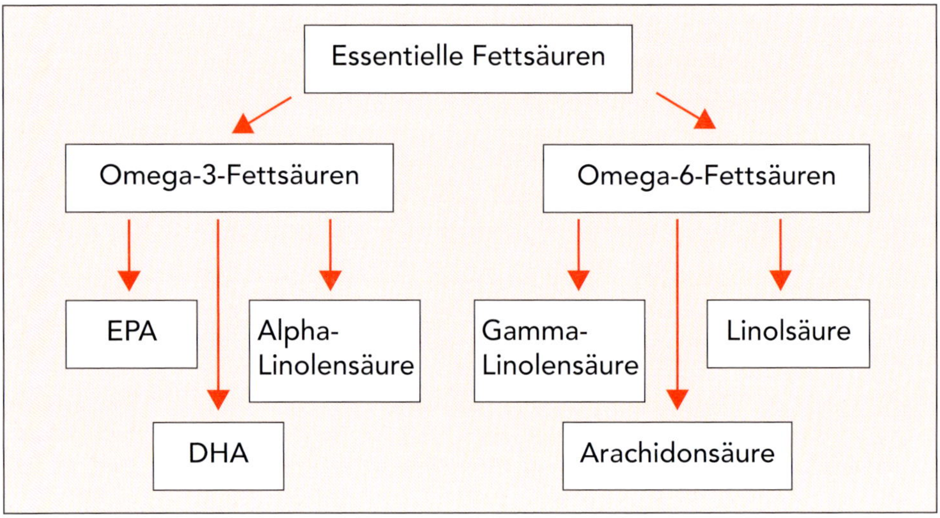

Die essentiellen Fettsäuren

- Alpha-Linolensäure (ALA): Leinöl, Rapsöl, Perillaöl
- Docosahexaensäure (DHA): fetter Seefisch, Meeresalgen, Wildfleisch
- Eicosapentaensäure (EPA): fetter Seefisch, Meeresalgen, Wildfleisch

Der Körper kann einen sehr geringen Anteil der ALA in DHA und EPA umwandeln. Die hierfür notwendigen Enzyme sind aber bei vielen Menschen nicht gut funktionsfähig. Darüber hinaus ist Zink ein wichtiger Cofaktor für die DHA-EPA-Umwandlung. Mit anderen Worten: Verlassen Sie sich nicht auf die Versorgung mit Leinsamen, Leinöl oder Walnüssen – es reicht in der Regel nicht aus, um den Bedarf an DHA und EPA zu decken. Beide Gruppen an Fettsäuren bilden die Ausgangssubstanzen für Gewebshormone (Eicosanoide), die auf viele Körperprozesse Einfluss nehmen, so auch auf die Fruchtbarkeit.

Dass Omega-3-Fettsäuren u. a. wichtig sind, damit der Körper aus eigener Kraft Entzündungen bekämpfen kann sowie die Fließeigenschaften des Blutes optimal sind, ist bereits weiten Kreisen bekannt.

Dass aber spezielle Fettsäuren, nämlich vor allem DHA und EPA, eine entscheidende Rolle bei der Fortpflanzung spielen, wissen nur wenige. Deutschlands Fett-Expertin ist die Ökotrophologin Ulrike Gonder. Sie hat uns Spannendes berichtet.

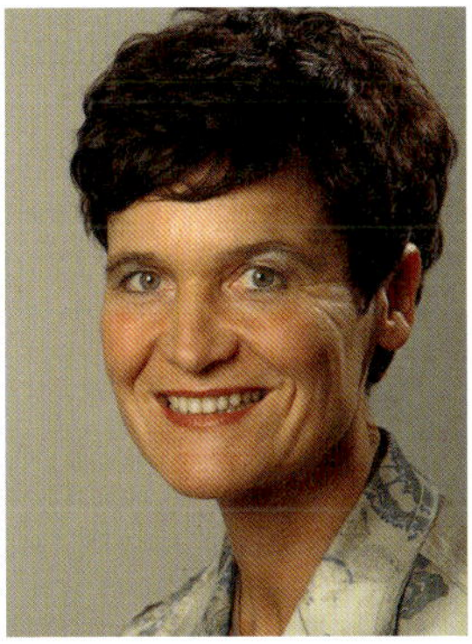

EXPERTIN OEC. TROPH. ULRIKE GONDER

Welche Rolle spielen essentielle Fettsäuren für den Erhalt der männlichen Fertilität?
Alle Zellen benötigen intakte Zellmembranen, insbesondere solche mit langen Fortsätzen und solche, die sehr beweglich sein müssen, wie z. B. Spermien. Hier spielen langkettige ungesättigte Fettsäuren eine besondere Rolle, da sie sowohl die Beweglichkeit als auch die Kommunikation der Zellen untereinander verbessern. Die Zellmembran reifer Spermien ist daher besonders reich an hoch ungesättigten Fettsäuren.

Die beiden häufigsten Fettsäuren in humanen Spermien sind DHA und Palmitinsäure. Dies ist typisch für Zellmembranen, dass sie eine gesättigte (zur Stabilisierung) und eine hoch ungesättigte (für die Beweglichkeit und Kommunikation) Fettsäure enthalten. Allerdings spielt auch die hoch ungesättigte Omega-6-Fettsäure Arachidonsäure eine Rolle. Da deren Zufuhr jedoch in der Regel unproblematisch oder sogar zu hoch ist (was v. a. für Rheumatiker ein Problem darstellt), muss hier nicht nachgeholfen werden. Es ist eher Zurückhaltung angesagt – vor allem bei entzündlichen und autoimmunologischen Prozessen.

Eine groß angelegte Studie über fünf Jahre an jungen dänischen Männern konnte zeigen, dass Fischöl (in diesem Fall als Supplement eingenommen) eine deutlich bessere Spermaqualität und höheres Volumen zur Folge hatte. Voraussetzung war jedoch, dass das Ergänzungsmittel über mindestens 60 Tage genommen wurde.

Auch ein höherer Fischkonsum ging in einigen Studien bei ungewollt kinderlosen Männern mit mehr und beweglicheren Spermien einher.

Welche Rolle spielen sie für die weibliche Fertilität?
Hier finden wir ähnliche Zusammenhänge. So war die Wahrscheinlichkeit für eine Lebendgeburt bei Frauen, die sich einer Unfruchtbarkeitsbehandlung unterzogen hatten, signifikant höher, wenn die Frauen ihren Fischkonsum um zwei Portionen pro Woche gesteigert hatten.

Bei Frauen kommt hinzu, dass ihre Versorgung mit Arachidonsäure, DHA und EPA auch über die Versorgung des ungeborenen Kindes entscheidend ist. Da diese Fettsäuren für die Entwicklung des Gehirns und der Augen sowie für die späteren kognitiven Leistungen und Verhaltensweisen und das Immunsystem des Kindes von herausragender Bedeutung sind, ist es für Frauen besonders wichtig, hier auf eine ausreichende Zufuhr zu achten. Da die Zufuhr der Arachidonsäure in der Regel unproblematisch ist (Ausnahmen sind allerdings Veganerinnen), stehen EPA und vor allem DHA im Mittelpunkt.

Die ausreichende Versorgung mit DHA und diversen hirnselektiven Mikronährstoffen war sogar entscheidend dafür, dass der Mensch zu seinem großen Gehirn kam. Gesunde Menschenbabys sind nach Ansicht des kanadischen Fettsäureforschers Professor Stephen Cunnane nur möglich mit ausreichenden Mengen an DHA.

Fazit: Neben anderen Fettsäuren ist insbesondere DHA für die weibliche und männliche Fertilität wichtig. Und weil wir diese Fettsäure kaum selbst herstellen können, sollten wir sie regelmäßig essen. Davon profitieren dann auch die Augen, das Gehirn und der gesamte Körper.

Frau Gonder, wir bedanken uns für dieses Gespräch.

Ob Ihre Zellen mit EPA und DHA gut versorgt sind, zeigt Ihnen eine Fettsäurenanalyse Ihres Blutes. In dieser erfahren Sie nicht nur, ob Sie mit »guten« Fetten im Plus sind, sondern auch, ob Sie nicht zu viele der schädlichen Fette haben, wie z. B. entzündungsfördernde Omega-6-Fettsäuren, wie die Arachidonsäure.

Es ist also wichtig, ausreichende Mengen an Omega-3-Fettsäuren zuzuführen und den Verzehr von Omega-6-Fettsäuren einzuschränken, insbesondere nicht zu viel Linolsäure (steckt vor allem in Pflanzenölen wie Sonnenblumen-, Maiskeim- und Distelöl), da sie die Umwandlung von ALA in DHA bremsen kann.

Eine häufig an uns gestellte Frage ist: Was ist denn mit Olivenöl? Dieses beliebte Speiseöl besteht überwiegend aus Ölsäure, die zu den Omega-9-Fetten gehört. Diese ist nicht essentiell. Auch wenn Olivenöl viele gesundheitliche Vorteile hat, kann es nichts gegen das Omega-3-Defizit ausrichten.

Absolut verzichtbar und nicht essentiell für Sie sind sogenannte Transfette. Diese sind versteckt in Fertigprodukten, wie Gebäck, Chips, Popcorn, Panaden, Fertigsuppen und Frittiertem. Einige Länder, wie Österreich und die USA, haben Transfette bereits verboten. Die EU hat zumindest eine Obergrenze von 2 Prozent festgelegt, die ab April 2021 dann in Kraft tritt – immerhin ein Anfang.

Wichtig ist es, zu wissen, dass Transfette auch die Plazentaschranke überqueren können, daher sollten diese für Schwangere tabu sein.

Mehrfach ungesättigte Fettsäuren, Omega 3			
Alpha-Linolensäure	20,76	mg/l	13,9 - 59,2
Eicosapentaensäure (EPA)	19,75	mg/l	25,67 - 61,56
Docosahexaensäure (DHA)	78,72	mg/l	67,2 - 141
Omega 3 - FS (Summe)	119,23	mg/l	87 - 254,9
Mehrfach ungesättigte Fettsäuren, Omega 6			
Linolsäure	1019,31	mg/l	945 - 1516
Gamma-Linolensäure	9,75	mg/l	7,20 - 27,85
Dihomo-gamma-Linolensäure	62,83	mg/l	34,2 - 82,6
Arachidonsäure	321,66	mg/l	172 - 335
Omega 6 - FS (Summe)	1413,55	mg/l	1257 - 1897
Quotienten			
Eicosanoid-Balance (EPA/AA)	6,1		> 17
Omega-3-Index	3,1		> 7
Omega-6/3-Verhältnis	11,9		< 9

Fettsäurenanalyse des Blutes

Die EFSA (European Food Safety Authority – Europäische Behörde für Lebensmittelsicherheit) empfiehlt, *mindestens* 250 Milligramm DHA und 250 Milligramm EPA zu verzehren.

Wer seine Fruchtbarkeit unterstützen möchte, sollte allerdings etwas großzügiger sein und täglich 2.000 Milligramm EPA und 400 mg DHA verzehren.

Die Ökotrophologin Ulrike Gonder erklärt: »Ganz klar kommen die Omega-3-Fettsäuren, insbesondere die hoch ungesättigten EPA und DHA, in unserer Ernährung zu kurz. Die Messungen des Omega-3-Experten Professor Dr. Clemens von Schacky zeigen, dass in den Membranen der meisten Bürger zu wenig dieser Fettsäuren sitzen, zugleich zu viele Omega-6-Fettsäuren. Deren Verhältnis und Menge ist ein klarer Indikator für das Herz- und Gefäßrisiko. Geschädigte Gefäße sind für den ganzen Körper ein Problem, nicht nur für das Herz und das Gehirn. Für eine optimale Versorgung sollten Omega-6- und Omega-3-Fettsäuren in einem ausgewogenen Verhältnis stehen am besten 5:1 oder niedriger.«

Vitamin D – das Fruchtbarkeitshormon

Die Menge an Vitamin D, die in Ihrem Körper vorhanden ist, kann Ihre Fruchtbarkeit erheblich beeinflussen und ein Mangel ist – fast das gesamte Jahr über – bei den meisten West- und Nordeuropäern vorhanden. Wir können es über Nahrung zu uns nehmen, aber auch selber bilden.

Schauen wir uns zunächst einmal an, wo wir Vitamin D in der Nahrung finden:

- fetter Seefisch
- Leber
- Austern
- Süßkartoffeln
- Steinpilze
- Shiitake-Pilze
- Butter

Auch wer sich täglich mit diesen Nahrungsmitteln versorgt, wird kaum ausreichende Vitamin-D-Spiegel haben. Gut, dass unser Körper bei ausreichender Sonneneinstrahlung Vitamin D selbst in der Haut bilden kann. Das Problem ist aber die wirklich ausreichende Sonnenexposition, die in unseren Breitengraden nur zwischen März und September vorhanden ist – sofern sich die Sonne zeigt. Nur, wer verbringt in diesen Monaten ausreichend Zeit in der Mittagssonne, um seine Vitamin D-Speicher aufzufüllen? Die wenigsten.

Auch wenn Sie viel in der Sonne sind und Ihre Vitamin-D-Versorgung daher eigentlich gut sein müsste: Die Haut verliert mit zunehmendem Alter ihre Fähigkeit, Vitamin D effizient zu bilden, daher benötigen Sie über 40 länger als jemand um die 30.

Vitamin D können wir auch über Nahrung zu uns nehmen, allerdings ist die Gesamtmenge in der Regel zu gering. Bereits vor vielen Jahren haben Forscher festgestellt, dass der Testosteronspiegel von Männern im Hochsommer in der Regel am höchsten ist. Also immer dann, wenn die Sonnenexposition am höchsten ist. Im Winter werden oft schlechtere Anti-Müller-Hormon-Werte gemessen als im Sommer. Hier scheint es eine Korrelation zu geben. Es scheint so, dass Vitamin D auf die stetig sinkende Eizellreserve einen verzögernden Einfluss hat, also die Fruchtbarkeit länger erhält.

Später konnte geklärt werden, dass Vitamin D viele biologische Funktionen im Bereich der Fortpflanzung unterstützt. Kein Wunder, so weisen die Hoden- und Samenzellen Rezeptoren für Vitamin D auf.

Aus diesem Grund haben wir uns an Deutschlands Vitamin-D-Experten, Nuklear- und Präventivmediziner Professor Dr. Jörg Spitz gewandt, und ihn gebeten, uns mehr über dieses Vitamin-Hormon zu erzählen. Herr Professor Dr. Spitz ist unermüdlich in Sachen Aufklärung zu Vitamin D im Rahmen seines ganzheitlichen Konzeptes der »Spitzen-Gesundheit« unterwegs. Dazu veranstaltet er regelmäßige Kongresse, zuletzt auch zum Schwerpunktthema „Schwangerschaft".

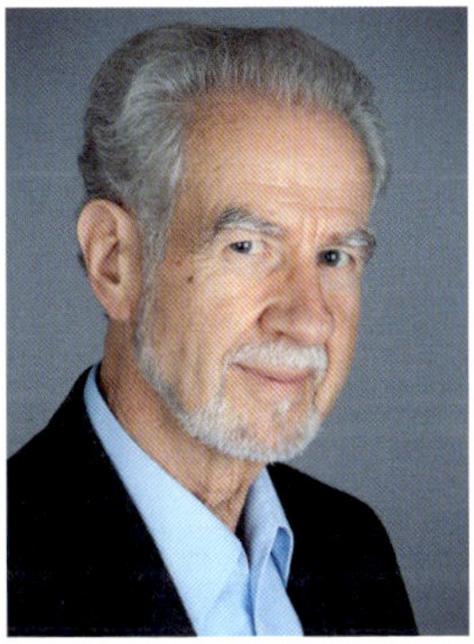

EXPERTE PROF. DR. JÖRG SPITZ, PRÄVENTIV- UND NUKLEARMEDIZINER

Herr Professor Dr. Spitz, Sie sind seit vielen Jahren als Aufklärer in Deutschland zum Thema Vitamin-D-Mangel unterwegs. Ihre Bücher sind Bestseller, und Sie sind als Dozent sehr gefragt. Eigentlich dürfte es keinen Vitamin-D-Mangel mehr bei Menschen geben, die schwanger werden möchten. Aber wie ist die Vitamin-D-Versorgung in Deutschland aktuell?

Die gesamte Situation ist auch im Jahr 2020 nach wie vor katastrophal, auch wenn wir teilweise eine Besserung erreicht haben. Nicht nur die Frauen im reproduktionsfähigen Alter, sondern auch und insbesondere unsere Kinder ab dem zweiten bis zum 18. Lebensjahr leben unverändert in einem »tiefen Vitamin-D-Winter«. Was dies für die Gesundheit unserer Kinder bedeutet, wissen wir derzeit noch nicht, da sich die Auswirkungen erst in 10 bis 20 Jahren zeigen werden. Die bislang vorliegenden Kenntnisse über die Bedeutung von Vitamin D für den gesamten Zellstoffwechsel lassen jedoch Schlimmes befürchten.

Andererseits haben aktuelle, noch nicht publizierte Untersuchungen von mir auf der Basis von über einer Million Vitamin-D-Werten ergeben, dass es innerhalb der vergangenen zehn Jahre zu einem Anstieg des mittleren Vitamin-D-Spiegels um etwa acht ng/ml in Deutschland gekommen ist, sodass der Mittelwert in der älteren Bevölkerung dem unteren Referenzwert von 30 ng/ml nahekommt. Dies bedeutet, dass unsere konzertierten Aktionen von Printmedien über Facebook und youTube die Menschen erreicht haben – ohne Unterstützung durch offizielle Institutionen und zum Teil gegen den Widerstand der Ärzte und Fachgesellschaften. Das lässt hoffen, auch wenn diese Verbesserung zunächst mal auf die Menschen etwa ab dem 50. Lebensjahr beschränkt ist.

Allerdings haben sich die Experten im Laufe der letzten Jahre aufgrund der zunehmenden Evidenz in den Studien darauf geeinigt, zukünftig weniger auf diesen unteren Referenzwert von 30ng / ml abzuheben, sondern einen Zielbereich von 40 bis 60 ng / ml anzustreben. Es geht also nicht mehr darum, eine bestimmte Dosis Vitamin D zu supplementieren und sich zufrieden zurückzulehnen, sondern darum, diesen Zielbereich zu erreichen und die individuelle Dosis entsprechend anzupassen. Die Gründe hierfür sind vielfältig: Übergewicht/Untergewicht, Hautpigmentierung, Ausmaße der Sonnenexposition, Resorptionsverhältnisse im Darm (Leaky-Gut-Syndrom) und viele andere mehr. Damit kommt der Bestimmung des Vitamin-D-Spiegels im Blut eine besondere Bedeutung zu. Fazit: Die Mehrzahl der Bevölkerung ist immer noch defizitär, und es besteht kein Grund, die Hände zufrieden in den Schoß zu legen.

Vitamin-D-Spiegel im Blut

25 OH-D-Spiegel (ng / ml)	Beurteilung
kleiner 20	Vitamin-D-Defizit
21–29	Vitamin-D-Unterversorgung
ab 30	ausreichende Versorgung
ab 40	optimale Versorgung

Quelle: wwww.sonnenallianz.de

Welche sind die wichtigsten Quellen für Vitamin D?

Die Hierarchie ist klar: Unsere gute alte Sonne mit ihrer UVB-Strahlung kommt an erster Stelle, dann kommt lange Zeit nichts, dann kommt die künstliche UVB-Strahlung (Höhensonne und Solarium), dann ganz wenige Lebensmittel (z. B. fetter Seefisch) und dann das pharmazeutisch hergestellte Vitamin D als Nahrungsergänzungsmittel oder – höher dosiert – als Arzneimittel. Dabei kommt aufgrund unseres (verkorksten, da nicht mehr artgerechten) Lebensstils dem letzten Punkt zunehmende Bedeutung zu. Da wir uns fast den gesamten Tag in Gebäuden aufhalten, das Solarium zu Unrecht verpönt ist, fetter Fisch nicht auf unserem Speiseplan steht und wir nur selten unseren Körper – ohne Kleidung und ohne Sonnencreme (!) – der Sonne aussetzen, ist die Einnahme von künstlich hergestelltem Vitamin D die praktikabelste Lösung. Damit ist es relativ einfach möglich, seinen Vitamin-D-Spiegel das gesamte Jahr hindurch auf dem genannten Niveau zu halten.

Kann ein Vitamin-D-Mangel Einfluss auf die Fertilität haben?
Und wie! Dieser Aspekt hat mich dazu veranlasst, meinem neuen Vitamin D-Buch, welches Anfang 2020 erscheinen wird, den etwas provozierenden Titel zu geben: »Vitamin D – Immer, wenn es um Leben und Tod geht«. Und das Leben kann nur beginnen, wenn eine ausreichende Fertilität vorhanden ist. Bei den Männern erhöht Vitamin D nicht nur den Testosteronspiegel, sondern fördert auch die Qualität der Spermien. Bei den Frauen verhindert Vitamin D u. a. das Polyzystische Ovarial Syndrom (PCOS) und hat insgesamt folgende, umfangreiche Qualitäten für die Schwangerschaft:

- Förderung der Fertilität
- Unterstützung bei der Implantation des befruchteten Eis
- Erhalt des regulären Schwangerschaftsablaufs
- Unterstützung des fetalen Wachstums
- Kontrolle der Sekretion multipler plazentarer Hormone
- Limitierung entzündungsfördernder Botenstoffe (Zytokine)

Solch eine breit gefächerte Schutzfunktion führt natürlich zu entsprechenden Effekten: Amerikanische Wissenschaftler konnten zeigen, dass die Gabe von 4.000 I. E. Vitamin D pro Tag während der Schwangerschaft zu einer mehr als 50 Prozent Reduktion der Frühgeburten führte und Schwangerschaftskomplikationen so gut wie völlig beseitigte.

Aber auch damit noch nicht genug: Auch die Kinder, die so versorgt in den ersten Monaten ihres Lebens heranwachsen, haben nicht nur ein effektiveres Immunsystem mit einem geringen Risiko für Autoimmun- und Herzerkrankungen in ihrem späteren Leben sowie bessere Muskeln und Knochen, sondern auch eine verbesserte Gehirnleistung.

Welche Vitamin-D-Spiegel sollten Kinderwunschpaare anstreben?
Offensichtlich sind auch Frauen »nur Menschen«, das bedeutet, dass sie mit ihren Vitamin-D-Spiegeln ebenfalls »im Keller« sind, wie eingangs schon kurz erwähnt. Auch dazu gibt es eine offizielle Studie, die an angehenden deutschen Müttern durchgeführt wurde, und praktisch bei allen Schwangeren (und ihren später geborenen Kindern!) erniedrigte Werte zeigten. Leider sind wir weit davon entfernt, dass solche Ergebnisse auch Niederschlag in den gynäkologischen Leitlinien finden. Um auf die konkrete Frage eine konkrete Antwort zu geben: **Kinderwunschpaare sollten ebenfalls einen Vitamin-D-Spiegel zwischen 60 und 80 ng/ml anstreben.**

Ich bin mir sicher, dass Sie in Ihrem Buch die vielfältigen Einflussmöglichkeiten des Lebensstils auf die Fruchtbarkeit aufzeigen werden und möchte daher an dieser Stelle ebenfalls darauf verweisen, dass »eine Schwalbe keinen Sommer macht«!

So eindrucksvoll auch die Wirkung von Vitamin D gerade in der Schwangerschaft ist, so wenig reicht ein guter Vitamin-D-Spiegel alleine aus, um eine regelrechte Schwangerschaft zu garantieren. Dazu gehört ein insgesamt »artgerechter, d. h. menschengerechter« Lebensstil. Liegen diese Voraussetzungen nicht vor, ist »Mutter Natur« klug genug, eine Schwangerschaft nicht entstehen zu lassen, weil dem weiblichen Körper die entsprechenden Ressourcen für einen regulären Schwangerschaftsverlauf fehlen. Fatal ist es, wenn die Medizin dann mal wieder glaubt, schlauer als die Natur zu sein und mit technischen Hilfsmitteln eine Schwangerschaft herbeiführt. Die Statistiken zeigen nicht nur den risikoreicheren Verlauf solch künstlich herbeigeführter Schwangerschaften, sondern auch ein erhöhtes Risiko für Krankheiten bei den auf diese Weise gezeugten Kindern. Es bleibt dabei: Die Natur kann's besser!

Die Wissenschaft hat gerade in den letzten Jahren eine Reihe neuer Erkenntnisse zu den vielfältigen Wirkungen von Vitamin D3 hervorgebracht. Was sind die aktuellen Neuerungen?
In der Tat gibt es eine Flut von neuen Veröffentlichungen über die Bedeutung eines ausreichenden bzw. guten Vitamin-D-Spiegels für unsere Gesundheit. Die Mehrzahl dieser Untersuchungen bestätigt die bereits bisherigen Hinweise, dass Vitamin D dringend für eine regelrechte Entwicklung und Funktion unseres Körpers (insbesondere des Immunsystems) benötigt wird. Die Berichte, die etwas anderes behaupten, berufen sich dabei auf Studien, deren Ergebnisse auf einem falschen Konzept beruhen und damit vorprogrammiert zu schlechten Ergebnissen führen.

Zwei klinisch besonders bedeutende Bereiche sind bei den neuen Forschungsergebnissen besonders hervorzuheben: die Vorbeugung und die Überwindung der diabetischen Erkrankungen (ausschließlich Typ 2), während die Vorbeugung auch für den Typ 1 gilt, da es sich um eine Autoimmunerkrankung handelt. Der zweite besondere Bereich betrifft die Onkologie. Hier bestätigen die neuen Studienergebnisse nicht nur die Einflussnahme von Vitamin D auf die Entstehung/Verhinderung bösartiger Tumore, sondern auch den positiven Einfluss einer Supplementation, wenn »das Kind bereits in den Brunnen gefallen ist«, d. h. der bösartige Tumor bereits nachgewiesen und schulmedizinisch therapiert worden ist. Selbst wenn zu diesem Zeitpunkt erst eine Vitamin-D-Behandlung eingeleitet wird, führt sie zu einer Halbierung der tumorspezifischen Mortalität. Wenn man den geringen Aufwand für die Supplementation mit einem solchen Nutzen vergleicht, gibt es keine andere Maßnahme, die auch nur annähernd so effektiv ist.

Herr Professor Dr. Spitz, wir danken für dieses Gespräch.

Knochenschutz, Immunschutz, Nervenschutz und auch Fruchtbarkeitsmultiplikator – Vitamin D ist ein Tausendsassa.

VITAMIN D UND COFAKTOREN

Vitamin D benötigt – um effektiv im Körper zu wirken – ausreichende Mengen an Magnesium und Vitamin A. Wenn Sie also Ihren Vitamin-D-Spiegel bestimmen, ist auch die Untersuchung auf diese beiden Werte sinnvoll.

Das Vitamin K2 verhindert bei Vitamin D-Mengen in sehr hohen Dosen, dass zu viel Calcium im Körper eingelagert wird. Daher ist eine zusätzliche Gabe von Vitamin K2 bei einer Vitamin-D-Hochdosistherapie empfehlenswert. Diese sollte aber in Begleitung eines Therapeuten durchgeführt werden.

Wir empfehlen auch bei einer Vitamin-D-Einnahme, möglichst viel Sonne zu tanken, wenn es möglich ist, denn Sonne bietet viel mehr als nur UVB-Strahlen. Das Licht an sich ist wichtig für unseren Taktgeber im Gehirn, den *Nucleus suprachiasmaticus*, und dieser reagiert eben nicht auf eine Pilleneinnahme.

Folsäure – nicht nur für Frauen

Die Folsäure bzw. Folat (auch Vitamin B9 genannt) ist ein Stiefkind in der Ernährung und wird eigentlich erst beachtet, wenn eine Schwangerschaft geplant oder bereits eingetreten ist. Denn schon lange ist bekannt, dass es bei Folatmangel zu Fehlbildungen beim Embryo in der frühen Schwangerschaft kommen kann, insbesondere Neuralrohrdefekte und Störungen in der Gehirnentwicklung. Folat ist u.a. wichtig für alle Zellteilungsprozesse und die Zellerneuerung.

Aufgrund der bekannten unzureichenden Versorgung der Bevölkerung, rät die Deutsche Gesellschaft für Ernährung:

- »Frauen, die eine Schwangerschaft planen, sollen zusätzlich zu einer ausgewogenen Ernährung 400 µg Folsäure pro Tag oder äquivalente Dosen anderer Folate in Form eines Supplements einnehmen.
- Die Einnahme soll mindestens vier Wochen vor der Konzeption beginnen und bis zum Ende des ersten Schwangerschaftsdrittels fortgesetzt werden.
- Wenn die Supplementation erst kurz vor oder sogar nach der Konzeption beginnt, sollten 800 µg Folsäure/Tag supplementiert werden.«

Quelle: www.dge.de

Folat findet sich u.a. in Rohkost, Obst, Blattgemüse, Kohl, Broccoli, Feldsalat, Fenchel, Spinat und Kartoffeln. Zudem ist dieses Vitamin ausgesprochen hitze- und lichtempfindlich und geht beim Kochen oder Warmhalten der Lebensmittel schnell verloren.

Folsäuremangel und Vitamin-D-Mangel sind die häufigsten Vitaminmängel hierzulande!

FOLSÄURE UND MTHFR-MUTATION

Bei ca. 60 Prozent der Menschen sind die Enzyme, die die synthetische Folsäure aus Arznei- und Nahrungsergänzungsmitteln, in die aktive Form »Methylfolat« umwandeln, in ihrer Funktion eingeschränkt. Diese Einschränkung ist durch eine Mutation des MTHFR-Gens bedingt. Aufgrund der Häufigkeit dieser Genmutation empfehlen wir daher Folat-Supplemente ausschließlich als Methylfolat oder Methyl-Tetrafolat einzunehmen.

Auch die Stiftung Kindergesundheit empfiehlt, genauso wie die DGE, bereits bei der Schwangerschaftsplanung mit der Folateinnahme zu beginnen. Dem können wir uns nur anschließen, denn nach neuesten Studien ist ein ausreichender Folatspiegel nicht nur wichtig für die Risikoreduktion von Fehlbildungen in der frühen Schwangerschaft, sondern außerdem ein Fruchtbarkeits-Turbo, und zwar für Mann und Frau.

Eine aktuelle Studie konnte zeigen, dass bei 26 Paaren, die als unfruchtbar galten, die alleinige Gabe hochdosierter Folate (600 mcg) nach bereits vier Monaten dazu führte, dass eine Schwangerschaft eintrat. Nachweislich kann Folat die Spermienqualität und -quantität verbessern helfen.

Nur nebenbei bemerkt: Da Folate Mangelware in unserer Ernährung sind, ist eine kontinuierliche Einnahme auch ohne Schwangerschaftswunsch sinnvoll, denn ohne Folate sind viele Körperfunktionen, u. a. die Blutbildung, die Bildung von Glückshormonen und die Entgiftung, beeinträchtigt.

Medikamente und Nährstoffe

Viele Medikamente, die dauerhaft eingenommen werden, sind wahre Mikronährstoffräuber, hier einige Beispiele:

Arzneimittel	Häufige Nährstoffmängel
Hormonelle Verhütungsmittel („die Pille")	Vitamin B2, Vitamin B6, Vitamin B12, Folsäure, Magnesium und Zink
Protonenpumpen-Hemmer (Magensäureblocker, PPI)	Vitamin B12, Magnesium
Theophyllin (Asthmamittel)	Vitamin B6
ASS (Aspirin (R))	Vitamin C und Vitamin B12
Metformin (Diabetes Typ 2)	Vitamin B12, Coenzym Q10
Statine (Cholesterinsenker)	Coenzym Q10
ACE-Hemmer (Bluthochdruck)	Zink
Dihydralazin (Bluthochdruck)	Vitamin B6
Cortison	Vitamin C und Zink

Quelle: Eigene Labormessungen und U. Gröber, Arzneimittel und Mikronährstoffe, Wissenschaftliche Verlagsgesellschaft, Stuttgart 2018.

Neben den oben genannten Nährstoffmängeln, die im Grunde die gesamte Bevölkerung hierzulande betreffen, finden wir bei vielen Menschen mit unerfülltem Kinderwunsch oft weitere typische Mängel:

- Vitamin B6 (vor allem nach jahrelanger Pillen-Einnahme)
- Selen
- Zink
- Vitamin A
- Mangan
- Magnesium
- Carnitin
- Coenzym Q10

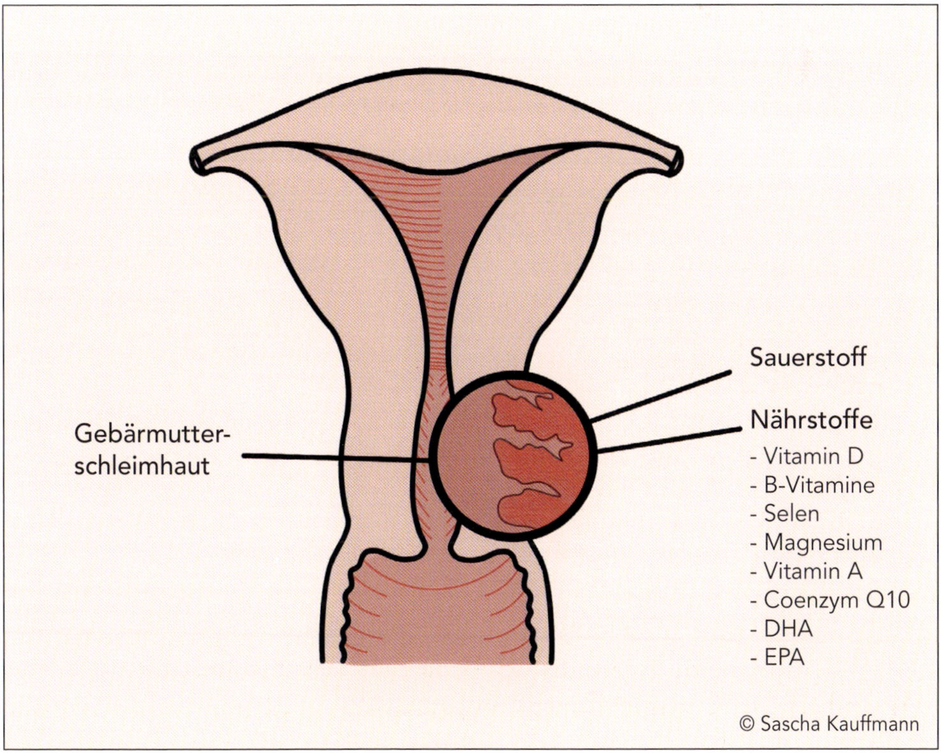

Die Gebärmutterschleimhaut und ihr Nährstoffbedarf

Viele Nährstoffe kann der Körper prinzipiell auch selbst herstellen, wie z. B. Coenzym Q10 oder Carnitin. Leider ist es aber so, dass mit zunehmendem Alter, oft bereits ab dem 40. Lebensjahr, die Eigensynthese nicht mehr effektiv funktioniert und wir entwickeln schleichend Nährstoffmängel, die wir mit Mitte 30 noch nicht hatten.

Nach unserer Erfahrung sind multiple Nährstoffmängel ein Hauptgrund, warum es mit dem Kinderwunsch nicht (schnell) klappt.
Sie sind entgegen der Behauptung vieler Ärzte auch hierzulande häufig – aufgrund von:.

- eingeschränkter Ernährungsweise/einseitigen Diäten
- hoher Stressbelastung
- chronischen Erkrankungen
- erhöhtem Gewicht
- übermäßigem Sport
- einer dauerhaften Medikamenteneinnahme, welche die Mikronährstoffe beeinflussen kann (siehe Kasten)
- Pyrrolurien

Pyrrolurien – verkannte Stoffwechselstörungen, die die Fruchtbarkeit beeinflussen

»Ich vertrage keinen Alkohol.«
»Ich vertrage viele Nahrungsmittel nicht mehr.«
»Auf Medikamente reagiere ich mit schlimmen Nebenwirkungen.«
»Ich werde einfach nicht schwanger.«
»Ich habe schon mehrfach Fehlgeburten erleben müssen.«

Das sind typische Aussagen von Pyrrolikern – vielleicht erkennen Sie sich hier wieder? Diese Menschen leiden an verschiedenen Befindlichkeitsstörungen und werden von ihrer Umwelt oft belächelt oder als Hypochonder verspottet.

Pyrrolurien sind Stoffwechselstörungen, die recht häufig vorkommen, aber hierzulande (noch) recht unbekannt sind. In der Schulmedizin spielen sie keine Rolle. Man schätzt, dass ungefähr 10 Prozent der Bevölkerung weltweit betroffen sind. Das Verhältnis von Frauen zu Männern beträgt 9:1.

Am häufigsten kommen die Formen Krytopyrrolurie (KPU) und Hämopyrrolaktamurie (HPU) vor. Beide unterscheiden sich nur unwesentlich voneinander. Unbehandelt können sie die Fertilität erheblich beeinflussen.

»Es wäre besser, wenn die Leute anstatt beim Essen noch einmal mit Pfeffer und Salz zu würzen, Vitamin B6 und Zink dazunehmen würden.«
Dr. Carl Pfeiffer

Entdeckt wurde die Pyrrolurie zufällig in den 1950er Jahren in den USA. Bei Patienten einer psychiatrischen Klinik wurde eine bestimmte, bislang unbekannte chemische Substanz im Urin entdeckt. Diese wies nach Zugabe von Ehrlich Reagenz eine malvenartige (lila) Färbung auf. Ärzte nannten dieses Phänomen zunächst »Mauve Factor Disease« oder »Malvaria«. Im Jahr 1969 konnte der Chemiker Donald Irvine die chemische Struktur dieses »Malvenfaktors« klären. Es handelte sich um 2,4-Dimethyl-3-Äthylpyrrol, eine Pyrrolverbindung, die Vitamin B6, Zink und Mangan und teilweise auch Chrom III bindet und so über den Urin ausleitet.

PYRROLE

Pyrrole sind Abbauprodukte der Häm-Eiweiße unseres Körpers. Menschen ohne Pyrrolstörung scheiden diese über die Gallensäuren und dann mit dem Stuhl aus. Menschen mit Pyrrolurie hingegen über den Urin.

Wissenschaftler gehen davon aus, dass Pyrrolurien eine genetisch-determinierte, familiär gehäuft auftretende, biochemisch-enzymatische Störung des Häm-Stoffwechsels ist. Neben der genetischen Variante, kommen – bedingt durch Umweltgifte und Halswirbelsäulen-Traumata – mittlerweile auch vermehrt erworbene Formen vor. Eine Störung, die zu einem chronischen Vitamin-B6-, Mangan- und Zinkverlust führt, raubt dem Körper essentielle Nährstoffe für die Fruchtbarkeit. In der Regel kommt es zu Störungen der Eizellreifung und Progesteronbildung sowie zu einer Störung der Spermienqualität und -quantität.

Da Vitamin B6, Zink und Mangan nicht nur für die Fertilität essentiell sind, fallen Pyrroliker nicht nur durch eine verminderte Fruchtbarkeit auf, sondern immer auch durch mindestens zwei der folgenden Symptome:

Symptom	Trifft zu
Ich leide an Medikamentenunverträglichkeit.	
Ich vertrage keinen Alkohol.	
Ich habe Bandscheibenvorfälle der Halswirbelsäule.	
Ich leide an Fibromyalgie.	
Ich habe Nahrungsmittelunverträglichkeiten.	
Ich leide an Migräne.	
Ich habe Gallensteine.	
Ich bin chronisch erschöpft.	
Ich leide an Depressionen.	
Ich leide an Angst- und Panikstörungen.	

Wenn Sie zwei Kreuze oder mehr gesetzt haben, könnte eine Pyrrolstörung vorliegen. Sie sollten dies über einen Urintest abklären lassen.

Pyrrolurien bedeuten für viele Menschen eine Vielzahl unspezifischer Leiden, zum Teil aber auch schwere Erkrankungen. Durch Unkenntnis vieler Ärzte und Heilpraktiker werden diese Menschen häufig rein symptomatisch behandelt.

Menschen mit einer Pyrrolurie leben im ständigen Vitamin-B-6, Zink- und ggfs. Manganmangel, der auch nicht durch eine gesunde, vollwertige Ernährung ausgeglichen werden kann.

Erfreulicherweise haben mittlerweile viele Ärzte und Heilpraktiker die Bedeutung dieser Stoffwechselstörung erkannt. Zudem gibt es eine Reihe von Laboren, die diesen speziellen Urintest zum Nachweis von Pyrrolstörungen durchführen (Hinweise dazu im Anhang dieses Buches).

LABORTEST PYRROLURIE

Der Nachweis einer Pyrrolstörung wird durch den ersten Morgenurin oder durch eine Probe des 24-Stunden-Urins erbracht. Für diese Untersuchung ist ein spezielles Urintestset notwendig. Wichtig ist, dass vor dem Test Nahrungsergänzungsmittel mit Mangan, Zink und Vitamin B6 mindestens eine Woche abgesetzt werden. Der Test ist zuverlässig und führt in ca. 80 Prozent der Fälle zu einem eindeutigen Ergebnis, d. h. liegt eine KPU vor, so zeigt dieser Urintest auch erhöhte Werte. In 20 Prozent der Fälle liegt zwar eine KPU vor, der Urintest ist aber negativ.

Spezielle Analytik			
Kryptopyrrol			
Kryptopyrrol im Urin	6,60	mg/g Krea	< 5
			Kryptopyrrolwerte zwischen 5,0 und 6,0 stellen einen Graubereich dar. Sollten klinische Symptome, z.B. ein ADHS bestehen, kann eine Therapie mit Vitamin B6 und Zink bereits bei diesen Werten sinnvoll sein.
Kreatinin enzym. (Urin)	938	mg/l	290 - 2260

Laborbefund Kryptopyrrolurie

Eine Pyrrolurie ist gut behandelbar, sodass auch die Betroffenen nach einer entsprechenden Therapie eine normale Fruchtbarkeit haben können.

CHECKLISTE MIKRONÄHRSTOFFLABOR

- Fettsäuren: Omega-3- und Omega-6-Fettsäuren
- Mineralien: Magnesium
- Spurenelemente: Jod, Selen, Mangan, Kupfer, Zink
- Vitamine/Vitaminoide: Vitamin D, Vitamin A, Vitamin B6, Vitamin B9 (Folat), Vitamin E, Coenzym Q10
- Aminosäuren: Carnitin

Eine ausführliche Laboruntersuchung ist eventuell die wichtigste Investition in Ihre Gesundheit. Hier sollte nicht aus Kostengründen auf den ein oder anderen Wert verzichtet werden. Bei der Interpretation der Ergebnisse sollte darauf geachtet werden, dass bei der Versorgung mit lebenswichtigen Nährstoffen durch eine entsprechende Ernährungsumstellung immer das obere Normdrittel des Referenzbereichs angestrebt wird. Also: Geben Sie sich nicht damit zufrieden, wenn ein Wert noch gerade in der Norm ist, sondern streben Sie einen Wert im oberen Bereich an.

Essen Sie sich fruchtbar!

Schauen Sie einfach mal in der Tabelle nach, ob Sie die Nahrungsquellen für die wichtigsten Nährstoffe in Ihre Ernährung integriert haben.

Nährstoff	Funktionen	Gute Nahrungsquellen
Vitamin B6	Aufbau von Progesteron, Gebärmutterschleimhaut, Cofaktor für L-Carnitin	Pistazien, Bierhefe, Fisch, Geflügel, grünes Blattgemüse

Nährstoff	Funktionen	Gute Nahrungsquellen
Vitamin A	Eizellreifung	Leber, Seefisch, Eier, Milchprodukte
Folat (Folsäure)	Spermienqualität und -quantität, Eizellteilung, Gebärmutterschleimhaut	Leber, grünes Blattgemüse, Weizenkeime, Kichererbsen
Vitamin D	Regulation des Menstruationszyklus insb. der Eizellreifung, Hormonsynthese, Spermienqualität	in Spuren: Hühnerei, Leber (der Vitamin D-Bedarf kann durch die Nahrung nicht gedeckt werden)
Magnesium	Cofaktor für Vitamin D, Mitochondrienfunktion und die Synthese von Hormonen	Rohkakao, Bananen, grünes Gemüse und Salate, Nüsse
Zink	Spermienqualität, Hormonsynthese, insb. Testosteron, Gebärmutterschleimhaut	Fleisch, Innereien, Meeresfrüchte, Spinat, Beerenobst
Kupfer	Synthese von Hormonen	Fisch, Leber, Nüsse
Jod	Schilddrüsenhormonsynthese, Antioxidans, Eizellreifung	Meeresfrüchte, Meeresalgen, Seefisch
Mangan	Spermienreifung, Mitochondrienfunktion	Hülsenfrüchte, Nüsse, grünes Blattgemüse, Sellerie, Bananen
Omega-3-Fettsäure EPA	Spermienqualität und -beweglichkeit, Eizellreifung	Meeresalgen, Seefisch, Fleisch vom Weidevieh

Nährstoff	Funktionen	Gute Nahrungsquellen
Omega-3-Fettsäure DHA	Spermienqualität und -beweglichkeit, Eizellreifung	Meeresalgen, Seefisch, Fleisch vom Weidevieh
Coenzym Q10	Eizellreifung, Mitochondrienfunktion, Spermienbeweglichkeit	Eigensynthese ab 40. Lebensjahr ist in der Regel stark eingeschränkt
Selen	Follikelausreifung, Spermienqualität- und -quantität, insbesondere Spermienmotilität, Schutz der Eizellen	Paranüsse, Lachs, Spargel, Champignons
L-Carnitin	Transportmolekül für die Fettsäuren in die Mitochondrien, Spermienproduktion und -beweglichkeit	Schaf-, Ziegen- und Lammfleisch, Eigensynthese im Körper aus L-Methionin und L-Lysin (10 Prozent)
Vitamin E	Eizellreifung, Schutz der Eizellen	Fisch, Süßkartoffeln, Nüsse, Pflanzenöle

POWERSTOFFE FÜR DIE MITOCHONDRIEN

Die Mitochondrien bestimmen durch ihre Energieproduktion u. a. die Geschwindigkeit der Samenzellen. Um ausreichend Zellenergie (ATP) zu produzieren, benötigen Mitochondrien vor allem Magnesium, L-Carnitin, B-Vitamine, Mangan, Kupfer und Coenzym Q10. Oft lässt sich durch gezielte Substitution dieser Powerstoffe eine Asthenozoospermie behandeln. Ein Versuch ist es auf jeden Fall wert.

Unsere Fruchtbarkeits-Tipps:

- Reichern Sie Ihre Ernährung mit Meeresalgen an. Sie sind ausgezeichnete Jod-, EPA- und DHA-Lieferanten.
- Verzichten Sie auf Fleischprodukte aus konventioneller Landwirtschaft und steigen Sie um auf Wild- oder Weidefleisch.
- Nutzen Sie Algenöl in Ihrer Küche. Schon zwei Esslöffel am Tag sichern Ihnen Ihre Versorgung.
- Essen Sie zwei- bis dreimal pro Woche fetten Seefisch. Bereits 100 Gramm Hering liefern Ihnen ebenfalls eine gute Versorgung. Hinweise, welche Fischsorten ohne schlechtes Gewissen und toxische Belastung verzehrt werden können, liefert z. B. die Website vom World Wide Fund (www.wwf.de).
- Nutzen Sie hochwertige Nahrungsergänzungsmittel mit ausreichend hohen EPA- und DHA-Anteilen in Bioqualität.
- Am besten lassen Sie sich auf Ihre Versorgung mit Jod, Folat, DHA und EPA und ggfs. auf weitere für die Fruchtbarkeit wichtige Mikronährstoffe hin testen. Blut- und Urintests geben hier Hinweise auf Mängel und den eigenen Optimierungsbedarf.
- Lassen Sie zumindest Ihren Vitamin D-Spiegel messen und bringen diesen mit Vitamin D-Supplementen oder Besonnung auf einen Optimalwert (!!) von 60 bis 80 ng/ml (alternativ: 140 bis 180 nmol/l). Beachten Sie, dass Vitamin D als Cofaktoren Magnesium und Vitamin A benötigt.
- Achten Sie auf eine regelmäßige Jod- und Folsäurezufuhr gemäß unseres Programms, wenn der Bedarf nicht über die Nahrung gedeckt werden kann.
- Gehen Sie so oft wie möglich in die Sonne und verbringen dort ausreichende Zeit – selbstverständlich unter Beachtung der Besonnungszeit für Ihren Hauttyp.
- Gönnen Sie sich eine umfassende Mikronährstoffanalyse bei einem Arzt oder Heilpraktiker, um Ihre Versorgung mit den sonstigen fruchtbarkeitsrelevanten Nährstoffen zu überprüfen.

ZUCKERKONSUM

Im Jahr 2018 erreichte eine Studie der Universität Boston international ein großes Medienecho, da sie zeigte, dass regelmäßiger Konsum zuckerhaltiger Soft- und Energy-Drinks die Fruchtbarkeit von Mann und Frau um 33 Prozent bzw. 25 Prozent herabsetzen kann – und dies schon ab einer Limo pro Tag. Schuld daran ist der hohe Zuckergehalt in diesen Getränken.

Wussten Sie, dass eine kleine Flasche Limonade, Cola oder Sprite 12 Stücke Würfelzucker enthält?

Die Zucker-Richtlinie der WHO empfiehlt die Aufnahme von freiem Zucker auf maximal 25 Gramm bzw. 8 Würfelzucker am Tag zu beschränken.

Auch die Deutschen nehmen ähnlich wie die US-Amerikaner zu viel Zucker zu sich – nicht nur über Softdrinks. Der Pro-Kopf-Verbrauch liegt bei täglich 95 Gramm.

Daher ist es nur sinnvoll, für seine Fruchtbarkeit, den Zuckerverbrauch deutlich zu reduzieren. Denn nicht nur der Zucker an sich ist schädlich. Auch wer an deutlichem Übergewicht leidet, reduziert ebenfalls seine Fruchtbarkeit. Frauen mit Übergewicht haben zusätzlich ein erhöhtes Risiko für PCOS und für die Entwicklung eines Schwangerschaftsdiabetes.

BIN ICH ZU DICK FÜR EIN KIND?

Übergewicht (Adipositas) wird anhand des Body-Mass-Index definiert:

$$\text{BMI} = \frac{\text{Körpergewicht (in kg)}}{\text{Größe (in m)}^2}$$

Kategorie	BMI (kg/m²)	Körpergewicht
Leichtes Untergewicht	17,0–18,5	Untergewicht
Normalgewicht	18,5–24,9	Normalgewicht
Präadipositas	25,0–29,9	Übergewicht
Adipositas Grad I	30,0–34,9	Adipositas

Wir empfehlen Kinderwunschpatienten daher bereits seit Jahren eine Low-Carb-Ernährung und eine Reduktion überflüssiger Pfunde.

Warum eine Low-Carb-Ernährung aus wissenschaftlicher Sicht sinnvoll ist, hat uns die Biologin und Ernährungsexpertin Magistra Julia Tulipan erläutert.

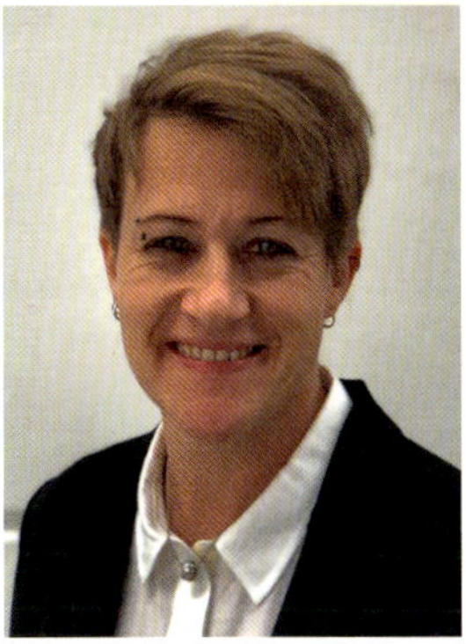

EXPERTIN JULIA TULIPAN, ERNÄHRUNGSWISSEN-SCHAFTLERIN UND BIOLOGIN

Was bedeutet eigentlich Low-Carb-Ernährung?
Bei der Low-Carb-Ernährung werden Kohlenhydrate stark eingeschränkt. Gleichzeitig, und das ist besonders wichtig, sollten mehr gute Fette und auch ausreichend Protein zugeführt werden. Das Weglassen der einfachen Kohlenhydrate aus Pasta, Reis, Brot und Nudeln lässt schnell den Insulinspiegel auf ein normales Niveau sinken und der Blutzucker bleibt stabil. Dadurch kommt es generell zu einer stabileren Energieversorgung, ohne Nachmittagstiefs.

Wie schon erwähnt, darf bei einer Low-Carb-Ernährung auch der Fettanteil erhöht werden. Dadurch schaffen wir Platz für hochwertige und nährstoffdichte Lebensmittel wie fetten Fisch, Eier, Leber und Butter, die auch die wertvollen Fettsäuren DHA und EPA liefern.

Wie kann eine Low-Carb-Ernährung die Fruchtbarkeit beim Mann bzw. bei der Frau verbessern?

Sowohl das Verlangen nach Sex, auch als Libido bezeichnet, und die Fruchtbarkeit selbst hängen eng zusammen. Beides wird durch eine Vielzahl von Faktoren beeinflusst:

- Sexualhormone
- Neurotransmitter
- Alter
- grundsätzlicher Gesundheitsstatus
- Stress-Level
- eigenes Körperbild
- soziale Einflüsse

Wie kann nun eine Low-Carb-Ernährung sexuelles Verlangen und Fruchtbarkeit beeinflussen? Studien zeigen zum Beispiel, dass ungesunde Ernährung, die zum metabolischen Syndrom und zu Diabetes Typ 2 führt, auch zu einem niedrigen Testosteronspiegel führt, einem Hormon, das den Sexualtrieb bei Männern und Frauen reguliert und für eine gesunde Spermienanzahl sorgt.

Eine Low-Carb-Ernährung kann sich darüber hinaus positiv auf einen Diabetes mellitus Typ II und das metabolische Syndrom (starkes Übergewicht, Bluthochdruck, erhöhte Blutzuckerspiegel, gestörter Fettstoffwechsel) auswirken. Ebenfalls scheint eine Very-Low-Carb-Diät (ketogene Ernährung) positiv regulierend auf das Hormonsystem zu wirken, wie Studien an Frauen zeigen, die an PCOS erkrankt sind.

Welche günstigen Wirkungen hat eine Low-Carb-Ernährung über die verbesserte Fruchtbarkeit hinaus auf den Organismus?

Studien zeigen, dass sich eine stark kohlenhydratreduzierte Ernährung (ketogene Ernährung) positiv auf den beruhigenden Neurotransmitter GABA auswirkt, stimmungsaufhellend und anti-depressive Effekte zeigt. Weiter werden Entzündungsprozesse gehemmt, und die Insulinsensitivität verbessert sich. Dadurch wiederum verbessert sich die Energieversorgung, und starke Blutzuckerschwankungen mit Heißhungerattacken gehören der Vergangenheit an.

Die Vorzüge einer stark zuckerreduzierten und Low-Carb-Ernährung für eine bessere Fruchtbarkeit liegen auf der Hand. Aber wie beginnt man am besten?
Ein gutes Konzept bietet hier das aus Schweden stammende Ernährungskonzept LCHF (Low-Carb-High-Healthy-Fat). Es basiert auf diesen einfachen Grundprinzipien:

- Die Kohlenhydratmenge wird auf 50 bis 100 Gramm pro Tag reduziert. Zum Vergleich: Die Deutsche Gesellschaft für Ernährung empfiehlt 250 bis 300 Gramm Kohlenhydrate pro Tag.
- Kohlenhydratarme Gemüsesorten, Salate, Fisch, Fleisch und Eier sind die Hauptnahrungsquellen.
- Ein Großteil der Fette besteht aus den günstigen EPA- und DHA-Fetten.
- Auf gesüßte Getränke, Haushaltszucker und Süßstoffe wird verzichtet.

Frau Tulipan, wir danken für dieses Gespräch.

Unsere Fruchtbarkeits-Tipps:

- Verzichten Sie konsequent auf Softdrinks, sonstige gesüßte Getränke und Süßigkeiten.
- Liegt Ihr BMI bei einem Wert von über 28, holen Sie sich Hilfe bei einem Ernährungsberater zur langfristigen Reduktion des Übergewichts.
- Informieren Sie sich auf der Seite von www.lchf-deutschland.de über konkrete Hilfen und Ernährungsvorschläge dieser effektiven Ernährungsform.

STÖRUNGEN IM MIKROBIOM

Das menschliche Mikrobiom ist die Gesamtheit aller Mikroorganismen in unserem Körper. Zu ihm gehören alle Bakterien, Pilze, Viren und andere kleinste Lebewesen. Es ist ein sensibles Ökosystem, mit dem wir in Symbiose leben. Dies bedeutet, dass wir von unseren »Mitbewohnern« profitieren, genauso wie sie von uns ihren Nutzen ziehen.

Besonders der Darm zeichnet sich durch eine hohe Besiedlung mit Bakterien aus. Über 500 verschiedene Arten leben alleine dort. Gut erforscht sind z. B. die Laktobazillen (Milchsäurebakterien), eine große Gruppe der Darmbakterien. Sie bauen Zucker aus unserer Nahrung zu Milchsäure ab und produzieren dabei Energie. Nur wenn ausreichende Mengen an Milchsäure im Darm vorhanden sind, wird der Säure-Basen-Haushalt des Darms stabilisiert und auf einem gesunden, schwach sauren Milieu gehalten. Bei einem zu basischen Milieu (pH-Wert von 7 und höher) können Krankheitserreger, wie Clostridien und Candida-Pilze sich leichter vermehren. Daher ist die Konstanz des pH-Wertes so wichtig. Auch in der Vagina leben große Mengen an Laktobazillen, die nach ihrem Entdecker dem Frauenarzt Albert Döderlein Döderleinbakterien benannt wurden. Sie dienen ebenfalls zur Stabilisierung der sauren Vaginalflora und schützen so vor der Besiedlung durch schädliche Keime.

Laktobazillen sind für uns Menschen wichtige Unterstützer – auch bei unserer Fruchtbarkeit. Die Vereinigung für angewandte Mikrobiologie hatte den Laktobazillus übrigens wegen seiner immensen Bedeutung zur »Mikrobe des Jahres 2018« gewählt.

Neben den Laktobazillen gibt es eine Vielzahl anderer Helfer, z. B. die Bifidobakterien, die Enterokokken oder die *Escherichia coli*. Sie alle helfen bei der Aufspaltung der Nahrung, beim Abbau von Gallensäuren, der Regeneration und Bildung von Vitaminen wie Vitamin H, Vitamin K und Vitamin B12. Wir wissen, dass die Wohngemeinschaft im Darm mit darüber entscheiden kann, ob jemand erkrankt oder nicht (Immunfunktion), ob er bestimmte Nahrungsmittel verdaut bzw. verträgt, ob er Gewicht zunimmt oder depressiv ist.

Professor Dr. med. Barbara Obermayer-Pietsch von der Medizinischen Universität Graz hat das Darmmikrobiom von Frauen mit PCOS (Polyzystisches Ovarialsyndrom) untersucht. Bei der Untersuchung zeigte sich, dass sowohl die Zahl als auch die Art der Mikroben mit den Symptomen und Hormonveränderungen bei PCOS korrelierte. »Wir gehen aufgrund unserer Studienergebnisse davon aus, dass die Zusammensetzung des Mikrobioms auch einen Einfluss auf unsere Geschlechtshormone und ihre Funktion hat«, sagt Frau Professor Obermayer-Pietsch.

Es liegt noch viel Forschungsarbeit vor uns, um die gesamte Bedeutung der Mitbewohner in unserem Darm zu erfassen. Interessantes gibt es bereits aus der Hormonforschung zu berichten. Hierüber und über weitere Themen haben wir uns mit den Biologen und Heilpraktikern Dr. Adriana Radler-Pohl und Dr. Jens Pohl unterhalten.

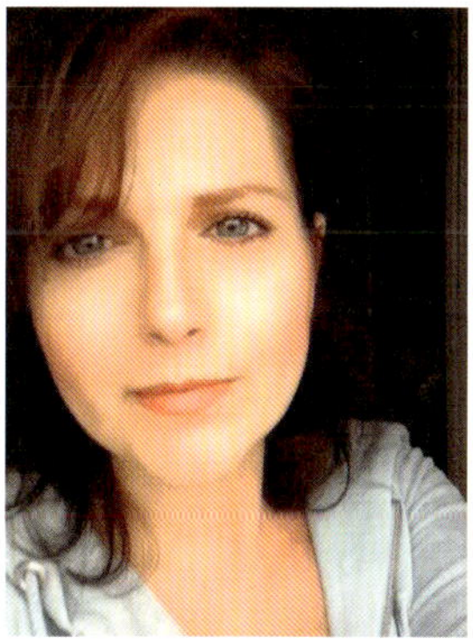

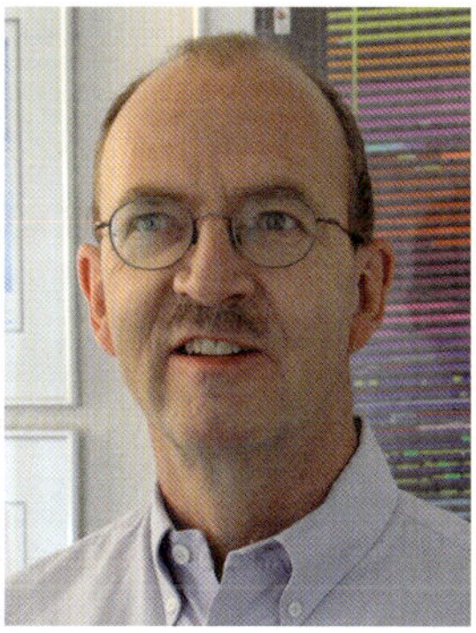

EXPERTEN DR. ADRIANA RADLER-POHL UND DR. JENS POHL, BIOLOGEN UND HEILPRAKTIKER

Forschungen haben gezeigt, dass auch das Mikrobiom im Darm einen starken Einfluss auf das Hormonsystem hat. Was wissen wir heute über das Mikrobiom und seine vielfältigen Wirkungen?

Die Forschung über das Mikrobiom, das wir in unseren Darm beherbergen, zeigt immer deutlicher, dass die Organismen in unserem Darm eine symbiotische Verbindung mit unserem Hormonsystem aufgebaut haben. Ein Beispiel für diese enge Kommunikation, ist die Verbindung zwischen unseren Bakterien im Darm und unserer Regulation der Stressantwort im Körper. Diese wird Hypothalamus-Hypophysen-Nebennierenrinden-Achse (HPA-Achse) genannt. Untersuchungen zeigen, dass sowohl der Stress des Wirts das Mikrobiom beeinflusst als auch das Mikrobiom die Stressantwort des Wirtes. Hier scheint ein Informationsfluss in beide Richtungen zu existieren. Besonders interessant wird diese Erkenntnis dadurch, dass diese Kommunikation der Mikrobiota (Gesamtheit aller Mikroorganismen) mit der HPA-Achse auch eng mit der Regulation anderer wichtiger und übergreifender Systeme verflochten ist. Dazu gehört z.B. die Beeinflussung des Immunsystems, die Funktion der Darmschleimhaut, die Blut-Hirn-Schranke und auch die Regulation der Ausschüttung verschiedener Darmhormone. Dadurch besteht eine enge Verbindung zum sensorischen und zum autonomen Nervensystem. Diese Forschung wurde zu Beginn mit keimfreien Mäusen gemacht, und die Forscher konnten zeigen, dass sie das Verhalten der Mäuse durch die verschiedenen Darmbakterien beeinflussen konnten.

Bei einer Schwangerschaft über 40 besteht ein erhöhtes Risiko für eine der Präeklampsie – einer schweren Erkrankung während und auch bis zu sechs Wochen nach der Schwangerschaft, die mit Bluthochdruckkrisen einhergeht. Die Veränderungen und das Ungleichgewicht des Darm-Mikrobioms sind verknüpft mit diesen metabolischen Auffälligkeiten. Auch systemische Entzündungen im Körper sind mit diesen Symptomen verknüpft. Es gibt hier einen deutlichen Zusammenhang zwischen einem veränderten Mikrobiom und Schwangeren, welche eine auffällige Blutdruckregulation haben.

Daher ist die Optimierung des Mikrobioms für eine Frau, die eine gute Schwangerschaft auch im fortgeschrittenen Alter haben möchte, eine wichtige Vorsorgemaßnahme. Ähnlich wie eine gute Folsäureversorgung in der Schwangerschaft sollte dieser Aspekt automatisch zu einer Vorsorge zählen.

Das Mikrobiom kann man heutzutage recht einfach mittels Stuhlproben untersuchen. Welche Untersuchungen sind sinnvoll?
Bei heutigen Stuhluntersuchungen können verschiedene Themenbereiche analysiert werden. Zum einen die Zusammensetzung der lebenden Bakterien, insbesondere die Fäulnis- und Säuerungsflora. Darüber hinaus kann nach pathogenen Keimen gesucht werden, wie z. B. Candidapilze und andere Erreger.

Aber auch biochemische Marker für Entzündungen der Darmschleimhaut können ein Thema sein. Hier wären Marker wie Alpha-1-Antitrypsin, Zonulin und Calprotectin sinnvoll. Dann natürlich auch der pH-Wert, der zeigt, ob der Stuhl evtl. zu sauer oder zu basisch ist. Bei nicht optimalem pH-Wert können verschiedene Verdauungsenzyme schlecht arbeiten, manche für uns wichtige Bakterien fühlen sich nicht wohl und kommen nur in geringer Zahl vor oder es ist ein Zeichen für einen nicht optimalen Stoffwechsel.

Ein wesentlicher Punkt ist dann auch noch die Analyse der Verdauungsrückstände. Ist der Gehalt einzelner Komponenten wie Eiweiß, Fett oder Kohlenhydrate im Stuhl zu hoch, gibt dies einen Hinweis auf eine schlechte Verdauung und Resorption der Nahrung.

Jetzt aber blind so viel wie möglich zu testen, macht jedoch keinen Sinn und ist dann auch je nach Umfang der Untersuchungen zunehmend teurer. Der Umfang der Untersuchungen sollte sich an der Symptomatik des Patienten orientieren. Blähung, Durchfälle, Krämpfe, veränderte Stuhlfarbe und -konsistenz, Häufigkeit des Stuhlgangs etc. sind alles Parameter, die in die Entscheidung, was untersucht werden sollte, einbezogen werden sollten. Diese Informationen gehören dann zusammen mit dem Ergebnis der Stuhlanalyse selbst zum Datensatz, auf dessen Basis dann Therapieempfehlungen gegeben werden können.

Was empfehlen Sie Kinderwunschpatienten mit Darmstörungen?
Analyse-Intervention-Kontrolle, mit anderen Worten: Schauen, was nicht stimmt, etwas dagegen tun, und dann schauen, ob es geholfen hat. Idealerweise sollte eine Frau

erst dann versuchen schwanger zu werden, wenn die Situation sich gebessert hat und keine Beschwerden mehr vorliegen.

Ein nicht optimaler Darm der Mutter wirkt sich nicht nur auf die Fruchtbarkeit, sondern auch auf verschiedenen Wegen auf das zukünftige Kind aus. Da der Darm und die vaginale Flora in engem Kontakt sind, kann sich eine Darmstörung schon ganz zu Beginn auf die Empfängnisfähigkeit auswirken, da ein optimaler pH-Wert innerhalb der Vagina für die Aktivität und das Überleben der Spermien eine wichtige Rolle spielt. Dann ist ein gesunder Darm wichtig, um während der Schwangerschaft Mutter und Kind optimal mit Nährstoffen zu versorgen. Eine eingeschränkte Resorption von Nährstoffen kann damit Mutter und Kind belasten. Und schließlich und endlich ist eine gesunde Darmflora für das Kind bei einer vaginalen Geburt wichtig, da die Bakterien der Mutter beim Geburtsvorgang das Mikrobiom des Kindes maßgeblich beeinflussen und damit sogar die Darmgesundheit in den ersten Lebensjahren bestimmen. Davon abgesehen können bestimmte Schadkeime auch beim Geburtsvorgang zu Infektionen des Neugeborenen führen, was zum Teil dramatische Folgen haben kann.

Aus diesem Grund werden Kinder, die mittels Kaiserschnitt entbunden werden, zunehmend mit dem vaginalen Sekret der Mutter bestrichen, um diese Erstbesiedlung zu unterstützen. Zumindest dann, wenn die Mutter keine Probleme wie Infektionen oder ein gestörtes Mikrobiom hat. Dies ist sinnvoll, vor der Entbindung zu überprüfen.

Frau Dr. Adriana Pohl und Herr Dr. Jens Pohl, wir danken für dieses Gespräch.

Der Stuhl-Check

Ein Blick auf den Darm und seine »Mitbewohner« ist heutzutage leicht möglich. Wir empfehlen allen Kinderwunschpatienten (auch denen ohne Magen-Darm-Beschwerden) eine Analyse der Darmflora. In diesem Test sollten die wichtigsten Leitkeime, u. a. auch die Laktobazillen, untersucht werden. Wir raten, diese Diagnostik ausschließlich bei zertifizierten, erfahrenen Laboren durchführen zu lassen, auch wenn es mittlerweile viele Do-it-Yourself-Tests im Internet zu kaufen gibt.

Die Wiederherstellung eines gesunden Darmmilieus dauert mitunter recht lange. In der Regel sind es mehrere Wochen bis Monate. Dies ist abhängig von dem Grad der Besiedelung des Ausgangsbefunds. Viele unterschätzen die Wichtigkeit und Notwendigkeit des Mikrobioms. Darum möchten wir Ihnen in Erinnerung rufen, dass die Gesamtoberfläche des Darms in etwa der eines Fußballfeldes entspricht.

Nachweis einer Malabsorption					
Calprotectin	30,08	mg/l	< 50	<17,9	A) ELI
Alpha 1-Antitrypsin	43,6	mg/dl	< 27,5		A) ELI
quantitative Bakt. und myk. Stuhluntersuchung					
Nachweis von Bakterien aerob					
Escherichia coli	6,0 x 10^7	KBE/g Stuhl	10^6 - 10^7	2,0 x 10^5	A) KULT
Escherichia coli Biovare	< 1,0 x 10^4	KBE/g Stuhl	< 1,0 x 10^4	< 1,0 x 10^4	A) KULT
Proteus species	< 1,0 x 10^4	KBE/g Stuhl	< 1,0 x 10^4	< 1,0 x 10^4	A) KULT
Klebsiella species	< 1,0 x 10^4	KBE/g Stuhl	< 1,0 x 10^4	< 1,0 x 10^4	A) KULT
Pseudomonas species	< 1,0 x 10^4	KBE/g Stuhl	< 1,0 x 10^4		A) KULT
Enterobacter species	6,0 x 10^6	KBE/g Stuhl	< 1,0 x 10^4	< 1,0 x 10^4	A) KULT
Serratia species	< 1,0 x 10^4	KBE/g Stuhl	< 1,0 x 10^4	< 1,0 x 10^4	A) KULT
Hafnia species	< 1,0 x 10^4	KBE/g Stuhl	< 1,0 x 10^4	< 1,0 x 10^4	A) KULT
Enterococcus species	1,0 x 10^5	KBE/g Stuhl	10^6 - 10^7	1,0 x 10^5	A) KULT
Nachweis von Bakterien anaerob					
Bifidobakterium species	1,0 x 10^9	KBE/g Stuhl	10^9 - 10^11		A) KULT
Bacteroides species	1,0 x 10^9	KBE/g Stuhl	10^9 - 10^11		A) KULT
Lactobacillus species	2,0 x 10^6	KBE/g Stuhl	10^5 - 10^7	< 1,0 x 10^4	A) KULT
Clostridium species	< 1,0 x 10^5	KBE/g Stuhl	< 1,0 x 10^5		A) KULT
Mykologische Stuhluntersuchung					
Candida species	4,0 x 10^3	KBE/g Stuhl	< 1,0 x 10^3	< 1,0 x 10^3	A) KULT
Candida albicans	< 1,0 x 10^3	KBE/g Stuhl	< 1,0 x 10^3	< 1,0 x 10^3	A) KULT
Schimmelpilze	negativ		negativ	negativ	A) KULT
Geotrichum candidum	< 1,0 x 10^3	KBE/g Stuhl	< 1,0 x 10^3	< 1,0 x 10^3	A) KULT

Laborbefund Stuhl-Check

PROBIOTIKA – JA ODER NEIN?

In Refomhäusern, Bioläden und Apotheken – überall sehen wir Werbung für Probiotika. Diese sind lebens- und vermehrungsfähige Darmbakterien, die in Pulver, Kapseln oder in flüssiger Form eingenommen werden. Ihre Zusammensetzung ist teilweise recht unterschiedlich. Dennoch sollten keine Probiotika ohne Indikation eingenommen werden. Dies kann das Gleichgewicht des Mikrobioms durcheinanderbringen. Die Reaktionen auf das Durcheinader können zu Verstopfung, Blähungen und Durchfall führen. Wir empfehlen daher, erst eine Damfloraanalyse zu machen und dann eventuell das für Sie passende Probiotikum auszuwählen.

Unsere Fruchtbarkeits-Tipps:

- Schmauen statt kauen: Im Mund beginnt die Verdauung, und jeder Bissen sollte mindestens 30-mal gekaut werden, bevor er hinuntergeschluckt wird. Hastiges Essen belastet den Magen und den Darm.
- Reduzieren Sie alkoholische Getränke auf ein Minimum. Alkohol ist Gift für die Magen-Darm-Schleimhaut. Regelmäßiger Verzehr von Alkohol kann das Mikrobiom stören.
- Essen Sie mehr Bio, denn der Verzicht auf Pestizide in der biologischen Landwirtschaft kann dem Mikrobiom zugutekommen.
- Essen Sie frisch und meiden Sie denaturierte Lebensmittel, denn auch Konservierungsstoffe in der Nahrung können einen störenden Einfluss auf Ihre Darmflora nehmen.
- Essen Sie mal wieder öfter »retro«. Bei unseren Großeltern standen regelmäßig fermentierte Lebensmittel auf dem Tisch: Sauerkraut, eingelegte Rote Bete und Gurken oder selbst gemachter Joghurt enthalten große Mengen an Milchsäure bildenden Bakterien, die das Mikrobiom unterstützen können.
- Auch der Darm unterliegt der Chronobiologie: Am Abend wird die Verdauungsleistung vom Körper heruntergefahren, darum gewöhnen Sie sich an, nach 19 Uhr nichts mehr zu essen.

Vaginalgesundheit optimieren!

Das menschliche Mikrobiom ist aber nicht nur im Darm zu Hause, sondern im gesamten Körper – also auch auf der Haut, im Mund, im Ohr und natürlich auch in der Vagina. Vor wenigen Jahren wurde entdeckt, dass bereits der Embryo in der Plazenta keineswegs in einer keimfreien Höhle lebt, sondern ebenfalls von einem Mikrobiom umgeben ist. Selbst die Gebärmutter hat ihr eigenes Mikrobiom.

Störungen der Vaginalflora können den Kinderwunsch gefährden. Die Wirkung der Vaginalflora ist nämlich nicht nur auf die Scheide direkt beschränkt, wie eine Studie zeigen konnte, in der Frauen mittels IVF behandelt wurden. Frauen mit gesunder Vaginalflora hatten eine deutlich höhere Fertilitätsrate.

Störungen der Vaginalflora gefährden aber nicht nur den Kinderwunsch, sondern erhöhen auch das Frühgeburtsrisiko und das allgemeine Allergierisiko eines Kindes.

Während des Geburtsvorgangs hat das Kind Kontakt mit dem Mikrobiom der Vagina. Dieser Austausch von Bakterien zwischen Mutter und Kind hat nachweislich positive Effekte auf das frühkindliche Immunsystem. Daher sollte nicht nur vor der Empfängnis, sondern auch während der Schwangerschaft und vor allem im dritten Trimenon die Vaginalflora untersucht und Störungen rechtzeitig behandelt werden.

Es ist also sinnvoll, hier einen genaueren Blick zu riskieren: Bei Frauen in den fruchtbaren Lebensjahren, also von der Pubertät bis zu den Wechseljahren, sind es in erster Linie Milchsäurebakterien, auch Laktobazillen (Döderlein-Bakterien), die sich in einer gesunden Vagina zu Hause fühlen und die größte Bakteriengruppe stellen. Ihre Aufgabe ist es, eine gute Barriere gegen mögliche Krankheitserreger zu bilden. Die Vaginalhöhle hat sonst kaum eine Möglichkeit, sich gegen pathogene Keime zu schützen. Laktobazillen können Wasserstoffperoxid bilden und ihre Feinde auf diese Weise unschädlich machen.

Sauer = gesund

Ihre zweite Waffe ist die Milchsäureproduktion, die für einen kontinuierlichen, sauren pH-Wert von 3,8 bis 4,5 sorgt. Im sauren Milieu der Scheide wachsen Pilze und pathogene Bakterien nur schlecht. Selbst Humane Papillom-Viren, die Gebärmutterhalskrebs, Vulva- und Vaginalkarzinome sowie Feigwarzen erzeugen können, werden vom sauren Milieu ausgebremst. Ein gestörtes Scheidenmilieu begünstigt hingegen aufsteigende Entzündungen in den Harnleitern und im Bereich des Gebärmutterhalses.

Eine Reihe von Studien konnte zeigen, dass ein hoher Anteil an Fehlgeburten auf vaginale Florastörungen zurückzuführen ist. Dies ist zumindest ein Risikofaktor, der bei dem Wissen um die Wichtigkeit der Vaginalflora relativ leicht und unkompliziert ausgeschaltet werden kann.

Der pH-Wert der Vagina ist nicht nur für die Aufrechterhaltung eines gesunden Milieus, sondern auch für die Zeugung an sich wichtig.

Während der fruchtbaren Tage sorgt der Zervixschleim für einen leichten Anstieg des pH-Wertes in den leicht alkalischen Bereich (pH 7,5).

Bei einem leicht basischen pH-Wert während der fruchtbaren Tage, sind Spermien aktiver. Sie können dann bereits nach 30 Minuten und nicht erst nach einigen Stunden den Eileiter erreichen. Außerdem können Spermien im leicht basischen Milieu länger, bis zu maximal fünf Tage, überleben.

Leider haben viele Frauen, ohne es zu bemerken, einen grundsätzlich zu hohen pH-Wert in der Scheide. D. h. er liegt auch außerhalb der fruchtbaren Tage nicht im sauren Bereich und steigt dann während der fruchtbaren Tage in den hohen alkalischen Bereich, was die Spermien beeinträchtigen kann.
Dies ist ein häufiges Phänomen und hat meist eine dieser Ursachen:

- Antibiotika-Therapie
- Antipilz-Medikamente
- Stress
- Hormonstörungen mit Östrogenmangel
- falsche, oft übertriebene, Intimhygiene
- häufiger Wechsel von Geschlechtspartnern
- Verwendung von Tampons
- Verwendung von Verhütungsgelen und -sprays

Gerade bei Frauen um die 40 führen die nun häufiger auftretenden hormonellen Schwankungen auch oftmals zu Störungen der Vaginalflora.

Wichtig! Viele Störungen der Vaginalflora, insbesondere pH-Wert-Abweichungen, werden nicht bemerkt. Sie verursachen keinen Ausfluss oder Juckreiz; sie verlaufen asymptomatisch.

In der Regel finden sich bei erhöhten pH-Werten viel zu wenige Laktobazillen in der Scheide, wodurch die Milchsäureproduktion abnimmt, die Gefahr von Infektionen steigt und die Fruchtbarkeit abnimmt.

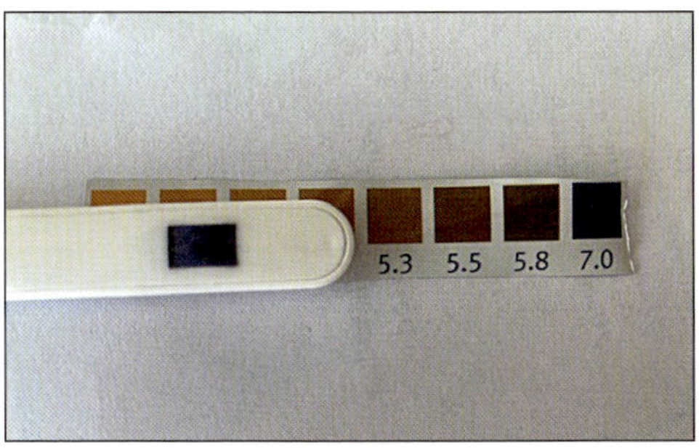

pH-Teststreifen für die Vagina

Stimmt der pH-Wert, ist dies schon ein guter Indikator für die Vaginalgesundheit. Sollte es Abweichungen geben, wäre ein genauerer Blick auf die Vaginalflora sinnvoll. Diesen bieten viele naturheilkundlich arbeitendeden Gynäkologen oder Heilpraktiker an. Der Test wird in der Regel zu Hause durchgeführt und in einem Labor ausgewertet.

HEILENDES MENSTRUATIONSBLUT

Wussten Sie, dass das Menstruationsblut Stammzellen enthält, die eine gestörte Vaginalschleimhaut und -flora oftmals wieder heilen können? Daher empfehlen wir grundsätzlich die Verwendung von Binden und den Verzicht von Tampons und Menstruationstassen.

Wenn der Befund eine Störung der Vaginalflora zeigt, sehen wir immer wieder, wie gut sich diese mit Vaginalcremes oder Ovula mit ätherischen Ölen (über Apotheken erhältlich, siehe Bezugsquellen) behandeln lassen.

Moderne Labordiagnostik kann in einem sogenannten Aromatogramm ermitteln, welche ätherischen Öle den jeweiligen Erreger in ihrem Wachstum hemmen. So kann schnell das richtige Öl für die jeweilige Patientin gefunden werden. In der Regel kommen folgende Öle zum Einsatz: Thymian, Lavendel, Teebaum und Lemongras.

Manchmal ergänzen wir die Behandlung noch mit Laktobazillen, Vitamin C und Vitamin D, die ebenfalls vaginal appliziert werden.

Bei gravierenden Infektionen, wie etwa mit dem Humanen Papillom-Virus (HPV), bietet sich zudem noch eine Behandlung mit gezielten Mikronährstoffen an. Hier sehen wir gute Erfolge mit Folat, Vitamin D, Zink, Jod und Vitamin A.

Eine gesunde Vaginalflora sollte Ihnen als Frau – unabhängig vom Kinderwunsch – genauso wichtig sein, wie eine gesunde Mund- oder Darmflora. Wir werden sicherlich in den nächsten Jahren noch viel aus der Forschung zu diesem Thema hören.

Auch die Gebärmutter ist – wie bereits erwähnt – nicht steril. Sie hat ein eigenes Mikrobiom. Mit dem EMMA-Test (Endometrial Microbiome Metagenomic Analysis) lässt sich feststellen, ob die endometriale Flora stimmt und falls nötig, lässt sie sich optimieren. Für ein gesundes Mikrobiom der Gebärmutter ist ein gesundes Vaginal-Mikrobiom unerlässlich sowie eine optimale Ernährung der Gebärmutterschleimhaut mit Nährstoffen. Der EMMA-Test ist in Europa noch nicht weit verbreitet. Wir sind sicher, dass er in naher Zukunft einen festen Platz in der Kinderwunschbehandlung einnehmen wird.

Unsere Fruchtbarkeits-Tipps:

- Benutzen Sie möglichst keine Tampons, auch wenn sie organisch herstellt sind. Sie sind für die Vagina ein Fremdkörper und stören die Flora, indem sie die Scheide austrocknen. Benutzen Sie Binden oder Periodenunterwäsche. Auch Menstruationstassen sind suboptimal, da Periodenblut heilende Stammzellen enthält, welche Störungen in der Vagina heilen können.
- Betreiben Sie keine übertriebene Vaginalhygiene. Verzichten Sie auf Vaginalduschen oder die Verwendung von Intimseifen. Wasser reicht aus.
- Checken Sie regelmäßig selbst Ihren vaginalen pH-Wert. Besorgen Sie sich ein pH-Teststäbchen für den Vaginalbereich (erhältlich in jeder Apotheke) und testen selbst. Mit einem Stäbchen nehmen Sie eine Probe aus der Scheide und vergleichen die Verfärbung mit der Farbskala. Sie sollten diesen Test einmal am achten Zyklustag, also ungefähr zwei Tage nach Ende Ihrer Periodenblutung durchführen. Hier sollte der pH-Wert im Bereich von 3,8 bis 4,5 liegen. Dann testen Sie noch einmal an Ihren fruchtbaren Tagen. Optimale Werte liegen dann bei 7,0 bis 7,5.

TOXISCHE BELASTUNGEN

Die Fruchtbarkeit bei Mann und Frau sinkt seit Jahrzehnten deutlich, und kaum jemand scheint wirklich alarmiert. Dabei schlagen Forscher und Endokrinologen schon lange Alarm und warnen vor den Auswirkungen von toxischen Substanzen auf unseren Hormonhaushalt und auf unsere Fertilität. Mehr als 22.000 Chemikalien umgeben uns ständig, von denen mehr als 1.000 als endokrin wirksam eingeschätzt werden. Dies bedeutet, dass sie das Hormonsystem von Menschen und auch von Tieren beeinflussen und teilweise sogar die Wirkung von Hormonen, vor allem von Östrogen, imitieren.

Frau Professor Dr. Barbara Demeneix ist eine bekannte Endokrinologin, die neben ihrer Forschungsarbeit gegen die flächendeckende Verwendung verschiedener endokrin schädlicher Chemikalien, z. B. Phthalate (Weichmacher), in unseren Konsumgütern kämpft. Diese gelangen über die Nahrung oder durch die Atemwege in den menschlichen Organismus. Erschreckend: Bei fast bei jedem Menschen sind Phthalate oder ihre Abbauprodukte (Metabolite) im Blut und/oder im Urin nachweisbar! Und für Verbraucher ist nicht erkennbar, ob ein Kinderspielzeug, Möbel oder etwas anderes mit Weichmachern belastet ist.

Dazu das Umweltbundesamt:

»Die Mitgliedsstaaten der Europäischen Union (EU) stuften die Phthalate DEHP, DBP und BBP als fortpflanzungsgefährdend ein. Ein Risiko für den Menschen oder die Umwelt ergibt sich bei den Risikobewertungen nur in wenigen Anwendungsbereichen – zum Beispiel bei Babyartikeln und Kinderspielzeug. Für diese Bereiche erteilte die EU-Kommission mittlerweile ein Anwendungsverbot. Die chemische Industrie ersetzt seit einigen Jahren fortpflanzungsgefährdende Phthalate vor allem durch DIDP und DINP, die nicht als gefährliche Stoffe eingestuft sind. Für DIDP – und aus Vorsorgegründen auch für DINP – besteht in Europa dennoch ein Verbot für Babyartikel und Kinderspielzeug, das in den Mund genommen werden kann.«
Quelle: www.umweltbundesamt.de

Weichmacher sind nur ein Beispiel für die toxische Belastung. Wir sind täglich z. B. auch Bisphenol A, toxischen Metallen und vielen anderen Substanzen, deren Namen wir noch nie gehört haben, ausgesetzt, die auf unser Hormonsystem und auf die Gesundheit unserer Kinder erheblichen Einfluss haben. Der Kampf für ein Verbot oder zumindest für Beschränkungen und somit wirklichen Verbraucherschutz scheint ein Kampf gegen Windmühlenflügel zu sein – zu stark ist die Lobby der Industrie.

Warum schreiben wir so etwas Deprimierendes?

Nicht, weil wir Ihnen jetzt empfehlen, auf eine einsame Insel zu ziehen, sondern um auf die Problematik aufmerksam zu machen. Ein Mensch, der schon vier Jahrzehnte auf dieser Welt ist, hat in der Regel eine höhere Belastung als jemand, der erst 25 Jahre lebt. Toxische Substanzen akkumulieren sich und reichern sich im Binde- und Fettgewebe an.

MACHT SONNENCREME UNFRUCHTBAR?

Die chemischen Sonnenfilter gelangen in den Körper und stören die Spermien durch ihre hormonähnlichen Eigenschaften. Dies konnte der dänische Wissenschaftler Professor Anders Rehfeld in einer groß angelegten Studie im Jahr 2016 zeigen. Die kritische Menge für einen Mann ist bereits mit einem Ganzkörpereincremen erreicht. Darüber hinaus verhindert Sonnencreme die körpereigene Vitamin-D-Bildung. Ein weiterer Grund, auf sie zu verzichten und stattdessen seine Haut vorsichtig an Sonneneinstrahlung zu gewöhnen und sich sonst mit Kleidung und Hut zu schützen.

Das Pestizid Glyphosat ist auch bei vielen Menschen, die sich weitgehend biologisch ernähren, nachweisbar. Seit vielen Jahren wird um ein Verbot gerungen, vor allem wegen seiner potenziell krebsauslösenden Eigenschaft. In Tierversuchen konnte darüber hinaus gezeigt werden, dass das Pestizid sich auch auf die männliche und weibliche Fruchtbarkeit bis zu zwei Generationen auswirken kann.

Auf viele Dinge haben wir keinen Einfluss, aber auf einige Toxine hingegen schon. Daher empfehlen wir besonders bei Kinderwunsch, seine Gewohnheiten zu überdenken.

Unsere Fruchtbarkeits-Tipps:

- Alkohol kann je nach Menge die Fruchtbarkeit von Frauen herabsetzen, aber bereits kleine Mengen zu Beginn der Schwangerschaft können Schäden verursachen. Verzichten Sie am besten ganz darauf.
- Dasselbe gilt für Nikotin, sowohl in Form von Zigaretten als auch E-Zigaretten.
- Nicht nur Sonnencremes, auch viele Kosmetika, Körperpflegeprodukte, Haushaltsreiniger enthalten bedenkliche Inhaltsstoffe, die sich teilweise auf die Fruchtbarkeit auswirken können. Weitere Informationen erhalten Sie hier: www.codecheck.info.
- Für Männer gilt schon lange die Empfehlung, das Smartphone nicht in der Hosentasche zu haben. Unabhängig von einer möglichen Schädigung

der empfindlichen Hodenzellen durch Elektrosmog, ist die Temperatur des Handys schädlich für Hoden und Nebenhoden.

- Reduzieren Sie den (gewohnheitsmäßigen) Gebrauch von Schmerzmitteln, wenn es irgendwie geht. Medikamente, wie Diclofenac, können möglicherweise bereits nach einer Einnahmezeit von zehn Tagen den Eisprung verhindern.
- Wenn Sie dauerhaft Medikamente einnehmen müssen (z. B. Blutdrucksenker), informieren Sie Ihren Arzt über Ihre geplante Schwangerschaft. Dies gilt ausdrücklich auch für Männer. Sie können sich zusätzlich über die Verträglichkeit von Arzneimitteln vor und während einer Schwangerschaft kostenlos hier informieren: www.embryotox.de.
- Essen Sie möglichst »bio«, um die Belastung mit Glyphosat zu reduzieren.
- Wer beruflich mit toxischen Substanzen zu tun hat, sollte sich bei einem Umweltmediziner gründlich auf Belastungen hin untersuchen lassen.

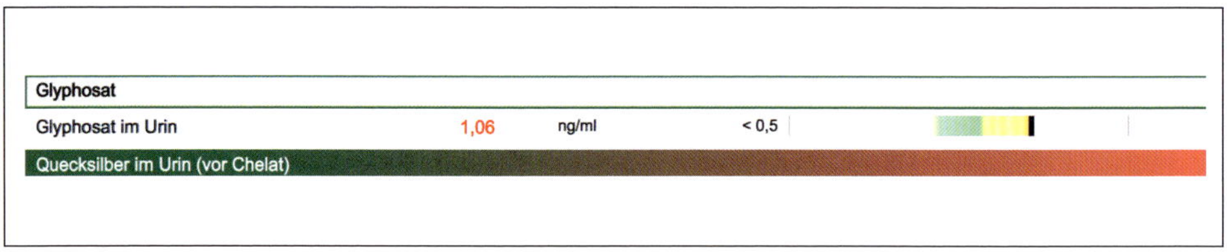

Glyphosat			
Glyphosat im Urin	1,06	ng/ml	< 0,5
Quecksilber im Urin (vor Chelat)			

Laborbefund Glyphosat

ZAHNERKRANKUNGEN

Nicht nur Umwelt- und Genussgifte können unserer Fruchtbarkeit schaden. Auch toxische Zahnmaterialien und Erkrankungen der Zähne und ihrer Umgebung können die Chancen, schwanger zu werden, erheblich beeinträchtigen. Wer die 40 einmal erreicht oder überschritten hat, verfügt in den seltensten Fällen noch über kerngesunde Zähne: Amalgamfüllungen, Kunststoffe und auch die Parodontose sind häufige – aber oftmals übersehene – Gründe, warum es mit dem Schwangerwerden dann nicht mehr klappt. Daher ist es auf jeden Fall sinnvoll, sich auch mal diesem Thema zu widmen. Denn es gibt ausreichende Studien, die z. B klar den Zusammenhang von Quecksilberbelastungen und einer verminderten Fruchtbarkeit bei Mann und Frau belegen.

Amalgamplomben bestehen aus Quecksilber, Silber, Zinn und Kupfer und sind immer noch eine Hauptquelle für Quecksilberbelastung im menschlichen Körper. Quecksilber gehört zu den giftigsten Elementen für den menschlichen Körper und sollte selbst in kleinsten Mengen nicht vorhanden sein. Jahrelang wurde beschwichtigt und das Material für unbedenklich erklärt. Nur: Warum sind alle deutschen Zahnarztpraxen verpflichtet, sogenannte Amalgamabscheider zu haben, die verhindern, dass der »unbedenkliche« Stoff in die Kanalisation gelangt? Das Quecksilber aus Amalgamverbindungen erreicht über den Abrieb den Magen-Darm-Trakt und wird dort – leider – sehr gut resorbiert und gelangt in den Blutkreislauf. Zudem können Quecksilberdämpfe eingeatmet werden und über die Lunge den Blutkreislauf erreichen. Wer nachts mit den Zähnen knirscht, gerne Kaugummi kaut und härtere Lebensmittel, z. B. Rohkost und Nüsse, isst, erhöht seine Quecksilberbelastung bis zum Faktor fünf.
Anzeichen für eine Quecksilberbelastung sind in der Regel unspezifisch, wie:

- Gedächtnisstörungen
- Konzentrationsstörungen
- Infektanfälligkeit
- Hautausschläge

Der Vollständigkeit halber sollte hier noch erwähnt werden, dass auch durch den Verzehr vieler belasteter Fischsorten und durch Impfstoffe Quecksilber in den Körper gelangen kann.

Wer im fünften Lebensjahrzehnt noch »Plomben« in den Zähnen hat, sollte sich davon trennen, denn nicht nur die Fruchtbarkeit wird beeinträchtigt, sondern auch die allgemeine Gesundheit. Tumorerkrankungen und Nervenerkrankungen werden mit Quecksilberbelastungen in Verbindung gebracht.

Herr Dr. Joung-Min Yoo führt eine ganzheitlich ausgerichtete Zahnarztpraxis in Düsseldorf. Er beschäftigt sich mit Störungen im Zahn-Kiefer-Bereich und chronischen Erkrankungen im restlichen Organismus und berät seine Patienten ganzheitlich. Wir haben uns mit ihm über den Zusammenhang von Fruchtbarkeit und Zahngesundheit unterhalten.

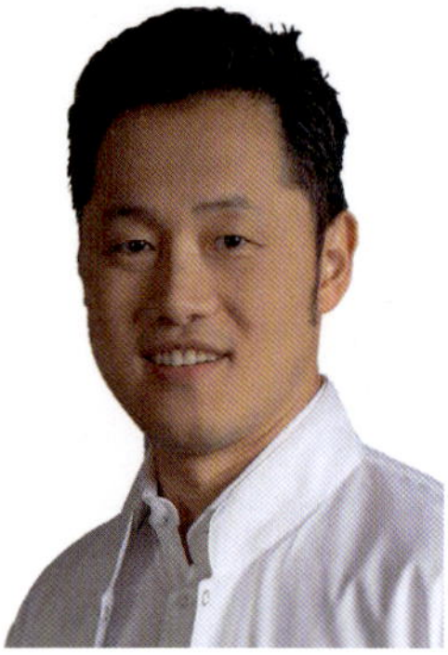

EXPERTE DR. JOUNG-MIN YOO, ZAHNARZT

Die Fruchtbarkeit von Männern und Frauen ist in den letzten Jahrzehnten deutlich gesunken. Etwa 20 Prozent aller Paare mit Kinderwunsch werden zumindest auf natürlichem Wege nicht schwanger. Oftmals kann keine »richtige« Ursache gefunden werden. Welche Rolle könnten Umweltgifte spielen, speziell Quecksilber aus Amalgamverbindungen?

Bis in die 1980er Jahre war Amalgam das Standard-Füllmaterial, auch heute wird es zum Teil noch verwendet. Wer jetzt über 40 ist, hat häufig noch Kontakt mit Amalgam gehabt. Amalgam ist eine Verbindung aus Quecksilber, Silber, Kupfer und Zinn. Aus den Amalgamfüllungen freigesetztes Quecksilber wird zu 80 Prozent über die Lungen aufgenommen, weil es bei Raumtemperatur verdampft. Es gelangt von dort aus ins Blut und alle Organe. Es reichert sich im Fettgewebe von Leber, Niere und Gehirn an. Je nach Ernährung, weiteren Umweltfaktoren und wie rasch der Körper das Quecksilber entgiften kann, beeinträchtigt dies die Fruchtbarkeit und die Gesundheit allgemein.

Im Gehirn gespeichert, beeinträchtigt es die verschiedenen hormonellen Regelkreise und somit direkt auch die Fruchtbarkeit.

Die Frau produziert dann »unerklärlicherweise« möglicherweise zu viele Androgene oder es kommt zu einer Über- oder Unterfunktion der Schilddrüse. Infolgedessen wird die Eireifung verhindert oder es entwickeln sich polyzystische Eierstöcke (PCOS). Im Eierstock kann Quecksilber die Produktion von Östradiol und Progesteron beeinflussen und sogar die Erbsubstanz (DNA) verändern.

Beim Mann kann eine Quecksilberbelastung zu einer Verminderung der Spermienzahl führen.

Raten Sie – generell – zu einer Amalgamentfernung und anschließender Sanierung durch einen Heilpraktiker bzw. Umweltmediziner, bei Kinderwunsch?

Freigesetztes Quecksilber kann die Plazenta (Mutterkuchen) passieren. In der Schwangerschaft entgiften Amalgamträgerinnen über den Embryo. Es wurden bis zu vierfach höhere Quecksilberwerte als bei den Müttern der Neugeborenen von Amalgamträgerinnen nachgewiesen. Dass Quecksilber die Fruchtbarkeit deutlich beeinträchtigen kann, zeigte eine Studie der Universität Heidelberg. Innerhalb einer

Testreihe von 490 vermeintlich unfruchtbaren Frauen mit Kinderwunsch wurden nach einer Schwermetallausleitungstherapie mehr als 50 Prozent dieser Frauen schwanger. Ein weiteres Risiko besteht unter Umständen durch die Anzahl von Amalgamfüllungen und deren Auswirkungen, wie dem plötzlichen Kindstod.

Vor einer Schwangerschaft, aber auch generell im Hinblick auf die gesamte Gesundheit, sollten toxische Materialien nicht in der Mundhöhle verwendet werden. Ich rate daher prophylaktisch zu einer Entfernung von Amalgamfüllungen unter besonderen Schutzmaßnahmen bei einem ganzheitlich arbeitenden Zahnarzt und zu einer Ausleitung mit geeigneten Substanzen, wie DMPS, DMSA und Alpha-Liponsäure, durch einen Umweltmediziner/Heilpraktiker.

Das Immunsystem sollte in dieser Zeit zusätzlich gestärkt werden durch Vitamine, Mineralstoffe (insbesondere Selen und Zink) und eine biologische Ernährung. Sport und Sauna können ebenfalls zur Entgiftung beitragen.

Welche weiteren Faktoren können noch die Fruchtbarkeit beeinflussen?

Neben Amalgam gibt es weitere Kunststoff-Füllmaterialien oder Zemente, die die Chemikalie Bisphenol A enthalten. Auch dies kann sich auf die Fruchtbarkeit negativ auswirken. Es ist ein sogenannter endokriner Disruptor und kann die Hormonbalance beim Mann und bei der Frau – vor allem durch eine permanent erhöhte Östrogenproduktion stören.

Daher sollten Materialien in der Zahnarztpraxis und in der Mundhöhle verwendet werden, die kein Bisphenol A enthalten, um einen weiteren möglichen Risikofaktor für eine Unfruchtbarkeit auszuschließen. Ergänzend sei angemerkt, dass Bisphenol A auch in vielen anderen alltäglichen Gegenständen vorhanden ist, wie z. B. im Kassenbon, in Verpackungen von Lebensmitteln, Getränkedosen u. v. m.

Ein weiterer Faktor, der die Fruchtbarkeit beeinflusst, ist die Parodontitis. Diese ist eine chronische, bakteriell bedingte Zahnfleischentzündung, bei der sich das Zahnfleisch zurückbildet und die Zähne letztendlich nicht mehr im Zahnbett gehalten werden und ausfallen. Die Parodontitis tritt mit zunehmendem Alter gehäuft auf und wird meist in der Altersgruppe zwischen 40 und 50 erstmalig diagnostiziert. Schon lange ist bekannt, dass Frauen, die an einer Parodontitis leiden, längere Zeit benötigen, um schwanger zu werden. Daher ist es gerade für Frauen Ü40 wichtig, sich auch einem Parodontitis-Check zu unterziehen.

Auch für den Verlauf der Schwangerschaft ist eine bestehende, unbehandelte Parodontose ungünstig. Eine Reihe von Studien konnte zeigen, dass diese Erkrankung mit einem niedrigen Geburtsgewicht, einem erhöhten Risiko für eine Präeklampsie und vaginale Infektionen (und somit einem erhöhten Risiko für eine Frühgeburt) während der Schwangerschaft einhergehen kann.

Herr Dr. Yoo, wir danken für dieses Gespräch.

In der größten medizinischen Datenbank Pubmed finden Sie über 100 Studien zum Thema Quecksilberbelastung und Fruchtbarkeit. Eigentlich braucht es keine weitere Studie mehr, um zu zeigen, dass Quecksilber in jedem Fall aus dem Körper entfernt werden muss. Auch als Schutz für das neue Leben.

Generell sollte eine Entfernung noch vorhandener Amalgamfüllungen durch einen ganzheitlichen Zahnarzt erfolgen, der auf entsprechende Schutzmaßnahmen, wie ein Kofferdam, Sauerstoffgabe, spezielle Sauger, Goldmaske und entsprechende schonende Methoden, sorgt. Da sich Quecksilber über Jahre im Körper anreichert, ist eine sogenannte Chelattherapie im Anschluss sinnvoll. Diese wird in der Regel von Heilpraktikern oder Umweltmedizinern durchgeführt und dient der Ausleitung von im Gewebe gespeicherten toxischen Metallen.

Unsere Fruchtbarkeits-Tipps:

- Lassen Sie Ihre Amalgamfüllungen bei einem ganzheitlichen Zahnarzt entfernen.
- Nach der Entfernung sollte ein Urintest durchgeführt werden, um festzustellen, wie hoch die Restbelastung mit Quecksilber und anderen Metallen ist (Chelattest).
- Wenn Sie früher einmal »Plomben« in den Zähnen hatten, dann haben Sie möglicherweise noch Quecksilber im Körper gespeichert. Sie sollten dann einen Belastungstest bei einem Umweltmediziner oder -heilpraktiker machen.
- Lassen Sie etwaige toxische Metalle in Ihrem Körper ausleiten.
- Hier finden Sie entsprechende erfahrene Therapeuten: www.chelat.biz, www.deguz.de und www.metallausleitung.de.

- Ein Parodontitis-Check beim Zahnarzt steht jetzt spätestens an, wenn er beim letzten Routine-Check-up nicht durchgeführt wurde.

DURCHBLUTUNGSSTÖRUNGEN IM BECKEN

Beschwerden am Bewegungsapparat wie chronische Muskelverspannungen im Schulter-Nacken-Bereich, Knieprobleme oder Rückenschmerzen sind Volksleiden. Kaum jemand im mittleren Alter, der frei davon ist. Unsere Lebensweise mit überwiegend sitzenden Tätigkeiten, Stress und dazu noch einen Mangel an ausgleichender Bewegung führt zu vielfältigen Problemen an Muskeln, Faszien, Knochen und Gelenken und kann sich auch auf die Fruchtbarkeit negativ auswirken. Dieser Aspekt wird leider oft vernachlässigt. Zu sehr schauen wir ausschließlich auf den Hormonhaushalt und vergessen, dass Eierstöcke und Gebärmutter sowie Hoden und Nebenhoden nur dann ihre Aufgaben optimal erfüllen können, wenn die Versorgung mit Nährstoffen und Sauerstoff optimal ist und ihr Produkt – die Hormone – auch dann entsprechend zum Einsatz kommen. Die Durchblutung der Beckenorgane ist hier entscheidend. Ohne optimale Durchblutung der Beckenorgane keine optimale Versorgung und keine Entfaltung der Hormonwirkungen.

Das Becken ist der Sitz der innen liegenden Geschlechtsorgane bei Mann und Frau. Der Bereich wird vorne und unten von der Schambeinfuge und den Schambeinästen begrenzt, oben und hinten vom Kreuzbein und den Steißbeinwirbeln, seitlich vom Sitzbein und den Sitzbeinästen. Im kleinen Becken befinden sich bei Frauen der Enddarm, die Harnblase, die Eierstöcke, die Gebärmutter und die Vagina. Beim Mann liegt im kleinen Becken neben dem Enddarm und der Harnblase die Prostata.

Wenn das Becken gerade ausgerichtet ist und alle Organe an ihrem Platz sind, die Muskeln und Faszien nicht blockiert oder verklebt sind, sind wichtige Voraussetzungen gegeben. Ob dies der Fall ist, kann ein Osteopath herausfinden.

Auch wenn es »nur« eine Störung im Becken geben sollte, wird ein Osteopath den Patienten von Kopf bis Fuß gründlich untersuchen. Hintergrund hierfür ist, dass sich z. B. eine Störung an der Halswirbelsäule oder im Schulterbereich auch auf das Becken und die hier sitzenden Organe auswirken kann.

Die Heilpraktikerin und Osteopathin Karin Bürk ist mit den Zusammenhängen scheinbar unbedeutender Beschwerden am Bewegungsapparat und ihren Auswirkungen auf die Fruchtbarkeit vertraut. Wir haben uns mit ihr unterhalten.

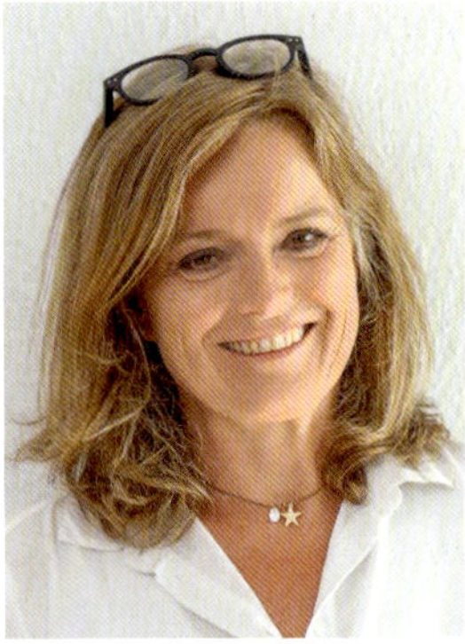

EXPERTIN KARIN BÜRK, HEILPRAKTIKERIN UND OSTEOPATHIN

Welche strukturellen Störungen im Bereich des kleinen Beckens/der Lendenwirbelsäule können sich auf die männliche Fertilität auswirken und warum?

Fertilitätsstörungen beim Mann müssen wir ganzheitlich betrachten. Natürlich liegt der Fokus auf der Untersuchung des kleinen Beckens. Aber zunächst ist es wichtig, zu erfahren, welche Vorerkrankungen vorliegen oder ob es Unfälle/Stürze in der Vergangenheit gegeben hat. Selbst ein lang zurückliegendes Trauma, z. B. ein Beinbruch vor vielen Jahren, kann zu einer langfristigen Veränderung der Statik, Mobilitätsverlust, Motilitätsbeeinträchtigung, Durchblutungsveränderung, Zellgewebeveränderung im Bereich des Beckens führen.

Nehmen wir das Beispiel einer Narbe nach einer Blinddarmoperation. Diese kann schon Jahre zurückliegen. Diese Narbe, ob endoskopisch entstanden oder auch durch einen klassischen Unterbauchschnitt, liegt nicht nur äußerlich, sondern sie zieht sich von der Bauchdecke bis zum Darmabschnitt, in dem der Blinddarm (Appendix) entfernt wurde. Narbengewebe ist »minderwertiges Gewebe«, d. h. es wächst nicht wieder so zusammen wie das durchtrennte Ursprungsgewebe. Narbengewebe bildet sogenannte Crosslinks, d. h. Zellen wachsen in alle möglichen Richtungen, um das Gewebe zusammenhalten.

In dieser Heilungsphase beziehen diese Crosslinks auch benachbartes Gewebe, angrenzende Darmabschnitte, Blase, Prostata, Beckenmuskulatur, Beckenknochen und Gefäße des kleinen Beckens, mit ein. Die daraus entstehenden Verwachsungen haben wiederum Auswirkung auf die Mobilität und Motilität (Eigenbewegung) der betroffenen Organe. Beim Mann können die Vernarbungen über die Blinddarmnarbe, über den Darm, die Beckenmuskulatur oder die Blase auf die Prostata übertragen werden. Eine mangelnde Mobilität führt immer zu einer mangelnden Motilität, was zur Funktionsbeeinträchtigung des Organs führt. Eine mangelnde Motilität führt zu einer schlechteren Durchblutungssituation und zu einer schlechteren Beweglichkeit der Prostata, Hoden, Nebenhoden, Samenleiter und Harnröhre.

Eine Verletzung oder Reizung des unteren Rückenmarks, in der das Erektionszentrum liegt, kann ebenfalls die Fertilität des Mannes negativ beeinflussen. Rezidivierende Hexenschüsse, Blockaden der Lendenwirbelsäule, Bandscheibenvorfälle, Operationsnarben führen häufig wie oben beschrieben zu Vernarbungen und Verwachsungen. Diese führen zu Veränderungen der Durchblutungssituation, Sauerstoffversorgung und der allgemeinen Ver- und Entsorgung des Gewebes der oben genannten relevanten Organe.

Welche strukturellen Störungen im Bereich des kleinen Beckens/der Lendenwirbelsäule können sich auf die weibliche Fertilität auswirken und warum?
Im kleinen Becken befinden sich bei Frauen der Enddarm, die Harnblase, die Eierstöcke, die Gebärmutter und die Vagina. Neben diesen Organen liegen im Bereich des kleinen Beckens Blutgefäße, Lymphgefäße und -knoten, Muskulatur, Faszien, Sehnen und Bandstrukturen.

Genau wie beim Mann können sich bei der Frau ebenfalls durch Traumata (Operationen, Stürze, vorherige Kaiserschnitte) bedingt, Blockaden entwickeln, die zu Störungen in der Bewegungskette führen können. Diese Veränderungen des Muskel- und Fasziensystems im Bereich des inneren und äußeren Beckens bedingen gleichzeitig eine Beeinträchtigung der Durchblutungssituation der Beckenorgane, damit eine schlechtere Ver- und Entsorgung der Organe des kleinen Beckens, was eine Fertilitätsstörung nach sich ziehen kann. Rezidivierende Blasenentzündungen gehen meist mit einer Strukturveränderung der Blasenwand einher, das kann eine Störung im Bewegungsgefüge zwischen Blase und Gebärmutter nach sich ziehen, was wiederum eine Einnistung der befruchteten Eizelle erschweren kann. Frauen leiden häufiger durch diese strukturellen Veränderungen unter Schmerzen beim Geschlechtsverkehr. Das wiederum kann zu einer eingeschränkten Libido und auch zu psycho-emotionalen Problemen der Frau führen.

Strukturelle Veränderungen können das Wachstum von Myomen und auch eine Endometriose begünstigen. Myome sind meist langsam wachsende, gutartige Tumore bei Frauen im gebärfähigen Alter. Bei der Endometriose tritt Gewebe, das dem der Gebärmutterschleimhaut ähnelt, im Unterleib außerhalb der Gebärmutter auf und siedelt sich auf verschiedenen Organen ab, z. B. Bauchfell, Eileiter, Eierstöcke, Blase und Darm. In den meisten Fällen werden diese Endometrioseherde von Hormonen des Monatszyklus beeinflusst. So können die Herde zyklisch wachsen und bluten. Die Folgen sind Entzündungsreaktionen, die Bildung von Zysten und die Entstehung von Vernarbungen und Verwachsungen im Bauchraum und im Bereich des kleinen Beckens. Myome und Endometriose gehören mit zu den häufigsten Ursachen der Unfruchtbarkeit der Frau.

Was empfehlen Sie Paaren, die einen (unerfüllten) Kinderwunsch haben?
Meine Empfehlung als Osteopathin ist grundsätzlich, immer beide Partner untersuchen und Auffälligkeiten behandeln zu lassen, auch wenn auf den ersten Blick keine Beschwerden bestehen, die auf eine strukturelle Störung hinweisen. Durchblutungsstörungen im kleinen Becken machen keine Schmerzen, können aber die Fruchtbarkeit bei Mann und Frau behindern. Eine osteopathische Untersuchung ist genauso wichtig, wie ein Spermiogramm oder ein Hormonstatus. Wichtig ist es, noch zu erwähnen, dass es verschiedene Formen der osteopathischen Behandlung gibt, mit denen effektiv die Durchblutungssituation im Becken wiederhergestellt werden kann.

Karin Bürk, wir danken für dieses Gespräch.

Unser Fruchtbarkeits-Tipp (diesmal haben wir nur einen):

- Wir legen Ihnen einen osteopathischen Check-up in jedem Fall ans Herz, auch wenn Sie keine Beschwerden haben. Weitere Infos und Adressen finden Sie unter www.osteopathie.de sowie auf www.bv-osteopathie.de.

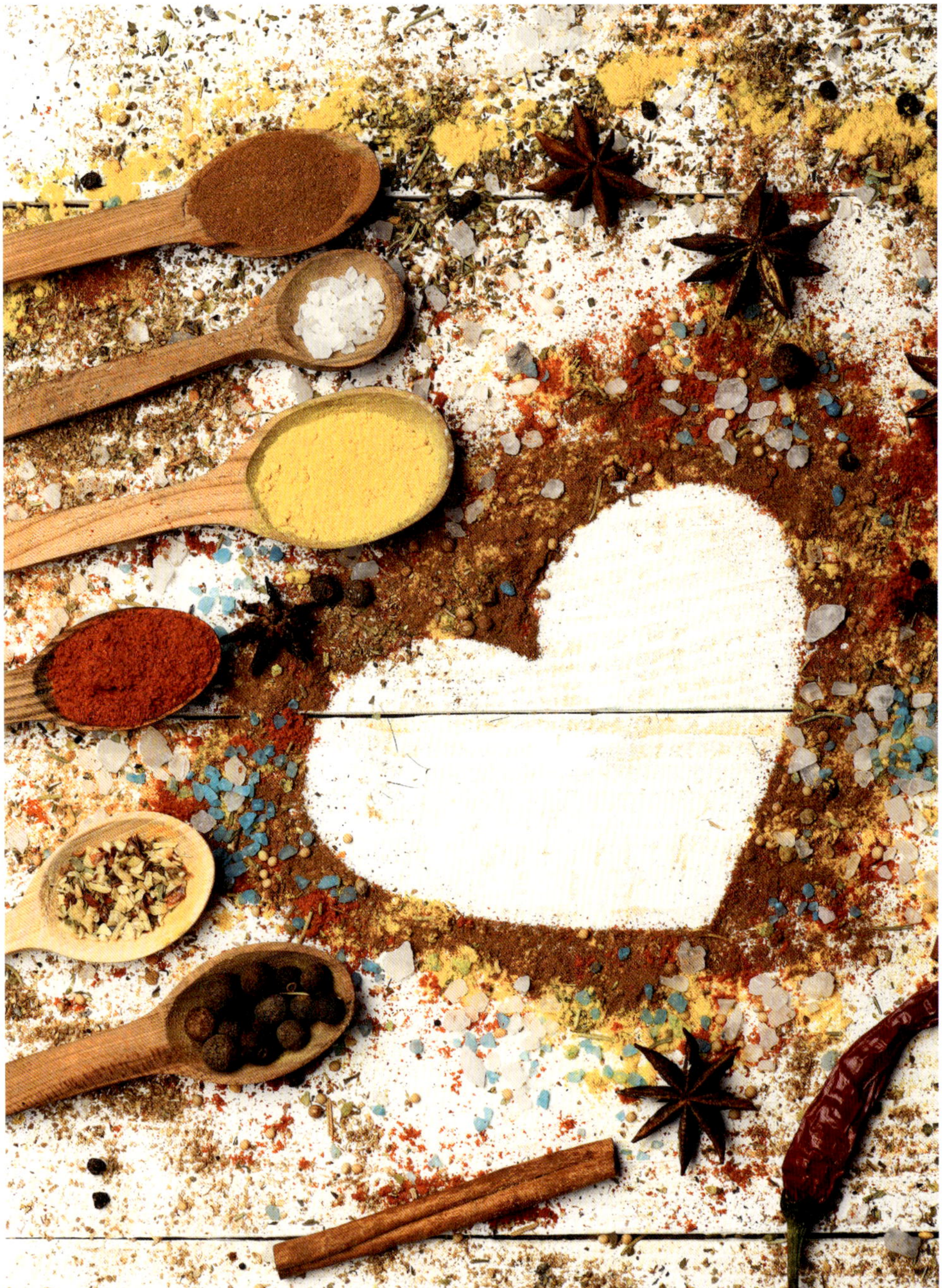

DAS 15-WOCHEN-FRUCHTBARKEITSPROGRAMM

Sie kennen jetzt die wichtigsten Grundvoraussetzungen für eine gesunde Schwangerschaft über 40.
Lassen Sie uns diese noch einmal kurz zusammenfassen:

1. Die weibliche Hormonsituation muss eine Schwangerschaft noch möglich machen, d.h. es finden noch mehr oder minder regelmäßig Eisprünge statt, und die Gebärmutterschleimhaut ist aufgrund ihrer Beschaffenheit noch in der Lage, ein befruchtetes Ei aufzunehmen.

2. Die Eileiter sind durchlässig.

3. Die Spermaproduktion in Hoden und Nebenhoden ist hinsichtlich Qualität und Quantität mindestens ausreichend.

Das sind die *Mindestvoraussetzungen*, die eine Frau und ein Mann und erfüllen müssen, um auf natürlichem Wege schwanger zu werden. Dies ist sozusagen die Hardware. Trotzdem kommt es vor, dass eine Schwangerschaft auch dann nicht eintritt, wenn scheinbar alles auf den ersten Blick »in Ordnung« ist.

Daher ist es bei älteren Paaren sinnvoll, von Anfang an auch die »Software« zu optimieren, die das Wunder einer Schwangerschaft (mit-)beeinflusst:

- eine gute Durchblutung der Beckenorgane,
- ein gutes (bakterielles) Milieu in Vagina und Gebärmutter für Spermien und Eizelle,
- ein Leben gemäß der Chronobiologie mit ausreichendem Schlaf und Zeit für Entspannung und Stressabbau,
- ein möglichst toxin-armes Körpermilieu zum Schutz der noch vorhandenen Eizellen und der Spermien,
- eine fruchtbarkeitsfördernde Ernährungsweise.

Nach unserer Erfahrung profitieren viele Kinderwunschpaare von der Gabe spezifischer Nährstoffe und Adaptogene über einen Zeitraum von 15 Wochen hinweg.

In Kombination mit einem fruchtbarkeitsfördernden Lebensstil sollten sich innerhalb von drei Monaten Verbesserungen z. B. in einem Spermiogramm oder auch im Zyklusablauf zeigen.

Warum 15 Wochen? Diese Zeit wird benötigt, um einen Einfluss auf die Spermaqualität und -quantität zu nehmen. Und nach unseren Erfahrungen kann auch die Regulation von Zyklusstörungen bis zu vier Monate in Anspruch nehmen.

Grundsätzlich kann das Programm jedoch auch längerfristig durchgeführt werden. Dann sind jedoch Laborkontrollen zu empfehlen, um Überdosierungen, z. B. mit Vitamin A oder Vitamin D, zu vermeiden.

Auch wenn Sie sich für eine Behandlung in einem Kinderwunschzentrum entscheiden, so sind alle hier genannten Methoden auch mit ICSI, IVF und anderen Verfahren der assistierten Reproduktion nicht nur vereinbar, sie können die Chancen auf eine Schwangerschaft sogar verbessern. Sie sollten jedoch Ihren Arzt über die Einnahme der Präparate informieren.

Die Angaben in unserem Programm sind für normalgewichtige (60 bis 90 Kilogramm), gesunde Erwachsene gedacht, die keine allopathischen Medikamente einnehmen. Die Dosierungsempfehlungen sollten auch nicht überschritten werden.

Wenn Sie an einer chronischen Krankheit leiden oder dauerhaft Medikamente einnehmen müssen, sprechen Sie mit Ihrem Arzt oder Heilpraktiker, ob Sie dieses Programm durchführen können.

EXPERTIN DR. SABINE PAUL, BIOLOGIN UND GEWÜRZSPEZIALISTIN

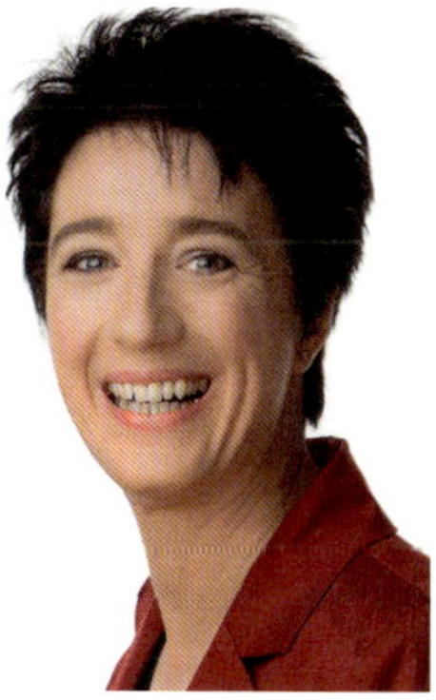

Gewürze haben seit jeher ihren festen Platz als Adaptogene in den traditionellen Heilsystemen, wie der abendländischen traditionellen Medizin, im Ayurveda und auch in der TCM (Traditionellen Chinesischen Medizin). Sie sind heutzutage etwas in Vergessenheit geraten, aber erfahren in Deutschland gerade dank Frau Dr. Sabine Paul eine Renaissance. Die Biologin beschäftigt sich intensiv mit den (Heil-)Wirkungen von Gewürzen und hat uns Interessantes berichtet:

Im Zeitalter der Kinderwunschzentren und der High-Tech-Medizin sind die Gewürze, die jahrhundertelang zum (therapeutischen und kulinarischen) Einsatz kamen, wenn es mit dem Nachwuchs oder der Libido nicht klappte, in Vergessenheit geraten. Welche sind dies aus Ihrer Sicht und wie lässt sich ihre Wirkung erklären?

Vielen Nahrungsmitteln werden lust- oder fruchtbarkeitssteigernde Wirkungen nachgesagt. Bei einigen ist vor allem die fantasieanregende Form, Farbe oder Konsistenz inspirierend, zum Beispiel bei der gebogenen Banane, dem langen Spargel, der tiefroten, phallisch aussehenden Granatapfelknospe oder dem warmen, weichen Inneren einer frischen Feige.

Spice up your life – Gewürze und Fruchtbarkeit

Einige Gewürze, wie der Rosmarin, haben deutlich spürbare Effekte. So verwendeten Frauen traditionell die stark durchblutungsfördernde Wirkung des Rosmarins für anregende Waschungen oder als Badezusatz. Ein solches Bad steigert durch die enthaltenen ätherischen Öle die Erregbarkeit der Haut.

Viele berühmte Parfums nutzen die anziehende und entspannende Wirkung der echten Bourbon-Vanille. Der Inhaltsstoff Vanillin gleicht in der chemischen Struktur körpereigenen Sexuallockstoffen, den Pheromonen, welche bei sexueller Erregung verströmt werden.

Bei einigen Gewürzen wurden in klinischen Studien spezifische Effekte gemessen. Für Safran wurde gezeigt, dass er Männer zu größerer sexueller Aktivität führt und die

Frauen zufriedener mit ihrem Liebesleben sind. Die Wirkung könnte mit den stimmungsaufhellenden und angstlösenden Eigenschaften des Safrans zusammenhängen.

Ingwer stärkt die männliche Fertilität. Er erhöht die Zahl der Spermien, macht sie lebensfähiger und beweglicher – und es wird mehr Gesamt-Testosteron im Serum gemessen. Ingwer ist als Adaptogen bekannt, das heißt als eine Pflanze, die auf das Nervensystem, Hormonsystem und Immunsystem ausgleichend wirkt und die Leistungskraft steigert.

Gewürze werden in der Küche ja eher sparsam eingesetzt. Wie ist es in der Unterstützung beim Kinderwunsch – gilt hier: viel hilft viel?
Bei Gewürzen ist generell die Prise und nicht die Schöpfkelle das passende Maß. Die Inhaltsstoffe wirken schon in geringen Dosierungen. Große Gewürzmengen können sogar zu Nebenwirkungen führen. Wer sich die Kraft der Gewürze beim Kinderwunsch zunutze machen möchte, sollte daher am besten regelmäßig verschiedene förderliche Gewürze in kleinen Mengen verwenden und ein klein wenig Geduld bewahren, bis das Hormon- und Nervensystem wieder in Balance sind oder die entspannende stimmungsaufhellende Wirkung eintritt. Dabei kann auch ein Rosmarintee oder eine der derzeit beliebten »Moon Milks« mit Safran oder Vanille helfen.

Worauf sollte ich achten, wenn ich Gewürze kaufe?
Wenn ich eine Wirkung erzielen möchte, sollten die Gewürze hochwertig sein, das heißt noch möglichst viele ihrer besonderen Inhaltsstoffe enthalten. Solche Gewürze gibt es bei engagierten Gewürzhändlern, die frische, inhaltsstoffreiche Gewürze in Bio-Qualität anbieten.

Außerdem empfiehlt es sich, bei Gewürzmischungen oder Pulvern vorsichtig zu sein. Gerade bei so wertvollen Gewürzen wie Safran ist die Gefahr groß, dass sie unauffällig gegen günstigere Inhaltsstoffe ausgetauscht werden. Wenn man die besondere Wirkung von Safran erwartet und ja auch dafür bezahlt, dann sind Fälschungen mit Ringelblumenblüten wenig hilfreich. Neben dem »Therapeuten des Vertrauens« sollte man sich daher auch einen »Gewürzhändler des Vertrauens« suchen.

Frau Dr. Paul, wir danken für dieses Gespräch.

Wir möchten Ihnen nachfolgend kurz die beiden Hauptbestandteile des Fruchtbarkeitsprogramms erläutern.

Die Basis: Nahrungsergänzungsmittel

Nahrungsergänzungsmittel sind eine gute Möglichkeit, die Zellen in kurzer Zeit gezielt mit bestimmten Nährstoffen zu »fluten«. Ohne ausreichende Mengen an Bau-, Hilfs- und Betriebsstoffen können keine gesunden Samenzellen gebildet, die Hormone nicht in ausreichender Höhe ausgeschüttet werden und die Gebärmutterschleimhaut kann kein guter »Nährboden« für das befruchtete Ei sein.

Wer Nahrungsergänzungsmittel als Kapseln oder Tabletten schlecht verträgt, kann einige Nährstoffe auch über Injektionen und Infusionen zuführen. Hierzu kann ein ganzheitlich arbeitender Arzt oder Heilpraktiker weiterführend beraten.

Wir werden oft gefragt, was denn von Multivitaminpräparaten zu halten ist, die speziell zur Förderung der weiblichen und männlichen Fruchtbarkeit auf dem Markt angeboten werden. Unsere ehrliche Meinung dazu ist, dass die meisten gängigen Produkte zu niedrig dosiert sind, um echte Mängel auszugleichen. Die meisten Präparate werden daher dem Stoffwechsel von Menschen über 40, die teilweise einen erhöhten Nährstoffbedarf – wie beispielsweise an Coenzym Q10 – haben, nicht gerecht. Zudem haben viele Präparate Zusatzstoffe, wie Farbstoffe, Süßungsmittel und Trennmittel, die zumindest nicht für jeden verträglich und zum Teil auch bedenklich sind, wie z. B. Titandioxid.

Noch eine Anmerkung: Der Markt mit Nahrungsergänzungsmitteln boomt, und es ist kaum noch möglich, den Überblick zu bewahren. Grundsätzlich sollte immer auf Qualität geachtet werden und nicht der Preis das einzige Auswahlkriterium sein. Ein kostenloses Informationsblatt zu Bezugsquellen für die im Buch erwähnten Nahrungsergänzungsmittel, Heilpflanzen, Kräuter, Gewürze und Low-Carb-Produkte erhalten Sie direkt beim Verlag:

VAK Verlags GmbH
Eschbachstr. 5, D-79199 Kirchzarten
Telefon: +49 (0)7661-98 71 50
E-Mail: info@vakverlag.de
Download unter: https://www.vakverlag.de/downloads

Die Ergänzung: Adaptogene

Adaptogene (Englisch »to adapt« = sich anpassen) sind Pflanzenstoffe, die dem Körper bei der Regulation seiner Prozesse helfen. Sie haben eine ausgleichende Wirkung auf den Hormonhaushalt, auf Neurotransmitter und das Immunsystem. Der Begriff geht auf den „Vater der Adaptogene", den russischen Pharmakologen Israel Brekhman zurück, der viele Jahrzehnte verschiedene Pflanzenstoffe (vor allem Ginseng) auf ihre adaptogenen Eigenschaften hin untersuchte. Wir setzen in unserer Praxis auch auf die Wirkung von Adaptogenen zur Unterstützung einer Fruchtbarkeitsbehandlung bei bestimmten zusätzlichen Symptomen, wie Erschöpfung, Schlafstörungen, innere Unruhe und Hormonstörungen. Die Adaptogene sind nur dann notwendig, wenn entsprechende Störungen auch wirklich vorliegen. Nicht jeder Pflanzenstoff wirkt bei gleicher Indikation gleich, dazu sind wir zu verschieden: Dem einen nützt CBD-Öl, der andere erhält eine bessere Wirkung durch Rosenwurz. Hier heißt es: ausprobieren. Wenn sich Symptome nach 14 Tagen nicht gebessert haben, sollte eine andere Alternative ausgewählt werden.

Damit die Menge an Tabletten und Kapseln nicht so immens hoch ist, empfehlen wir Jod in Form von Kelp-Gewürzmischungen und die Omega-3-Fettsäuren in Form von Algenöl in die tägliche Ernährung zu integrieren. Eine gute und preiswerte Alternative sind auch Pulver. Einige Präparate sind auch in flüssiger Form erhältlich.

Das Basisprogramm für Frauen

Nährstoff	Dosierung und empfohlene Tageszeit	Bemerkung
Vitamin B6 als Pyridoxin oder Pyridoxal-5-Phosphat	25 mg morgens	
Vitamin A	5.000 I. E.	als Tropfen möglich
Folat (Folsäure)	600 mcg morgens	als Methylfolat

Nährstoff	Dosierung und empfohlene Tageszeit	Bemerkung
Vitamin D	5.000 I. E. morgens	als Tropfen möglich
Vitamin E	400 I. E.	als RRR-Alpha-Tocopherol (auch D-Alpha-Tocopherol)
Magnesium	400 mg abends	als Magnesium-Malat
Zink	20 mg abends	
Kupfer	2 mg zu einer Mahlzeit	
Jod	300 mcg	als Kelp-Würze und jodiertes Steinsalz, nicht bei Schilddrüsenüberfunktion oder M. Basedow, bei Hashimoto Thyreoiditis nur 200 mcg
Selen	200 mcg	
Omega-3-Fettsäure EPA/DHA	2.000 mg	als veganes Algenöl, Fischöl (Bioqualität)
Coenzym Q10	200 mg	als Tropfen möglich

Bei fehlendem Eisprung

Präparat	Dosierung und Tageszeit	Bemerkung
Agnus Castus (Mönchspfeffer)	20–30 mg	als Tee
Alchemilla Urtinktur	3 × 3 Tropfen in ein Glas Wasser	

Bei Progesteronmangel wegen Gelkörperschwäche

Präparat	Dosierung und Tageszeit	Bemerkung
Agnus Castus (Mönchspfeffer)	20–30 mg	

Das Basisprogramm für Männer

Nährstoff	Dosierung und Tageszeit	Bemerkung
Vitamin B6 als Pyridoxin oder Pyridoxal-5-Phosphat	25 mg morgens	
Vitamin A	5.000 I. E.	als Tropfen möglich
Vitamin D	5.000 I. E. morgens	als Tropfen möglich

Vitamin D	5.000 I. E. morgens	als Tropfen möglich
Nährstoff	**Dosierung und Tageszeit**	**Bemerkung**
Folat (Folsäure)	600 mcg morgens	als Methylfolat
Magnesium	400 mg abends	als Magnesium-Malat
Zink	30 mg abends	
Kupfer	2 mg zu einer Mahlzeit	
Jod	200 mcg	als Kelp-Würze und jodiertes Steinsalz, nicht bei Schilddrüsenüberfunktion oder M. Basedow, bei Hashimoto Thyreoiditis nur 200 mcg
Selen	200 mcg morgens	als Natriumselenit
Mangan	4 mg zu einer Mahlzeit	
Omega-3-Fettsäure EPA/DHA	2.000 mg	als veganes Algenöl, Fischöl (Bioqualität)
Coenzym Q10	200 mg morgens	als Tropfen möglich
L-Carnitin	3.000 mg	

Bei Testosteronmangel zusätzlich

Präparat	Dosierung und Tageszeit	Bemerkung
Ingwer-Extrakt	500 mg	auch als Gewürz regelmäßig verwenden
Safran	2 × 15 mg	auch als Gewürz regelmäßig verwenden

Für Männer und Frauen

Achtung: Die empfohlenen Präparate sind alternativ, nicht additiv zu verstehen!
Bei Stress, innerer Unruhe und Cortisolüberschuss

Präparat	Dosierung und Tageszeit	Bemerkung
Cordyceps Pulver	3 × tägl. 600 mg	Vitalpilz
CBD-Öl 5 Prozent	3 × 5 Tropfen auf der Zunge belassen	
Ashwagandha (Winterkirsche)	2 × tägl. 500 mg	
Panax Ginseng	400 mg	als Tee sehr köstlich
Rhodiola Rosea (Rosenwurz)	200 mg	

Bei Schlafstörungen

Präparat	Dosierung und Tageszeit	Bemerkung
Melatonin 1 mg	abends 15 Minuten vor dem Schlafengehen	in Absprache mit Arzt oder Heilpraktiker auch bis zu 5 mg
CBD-Öl 5 Prozent	5 Tropfen abends auf der Zunge belassen	

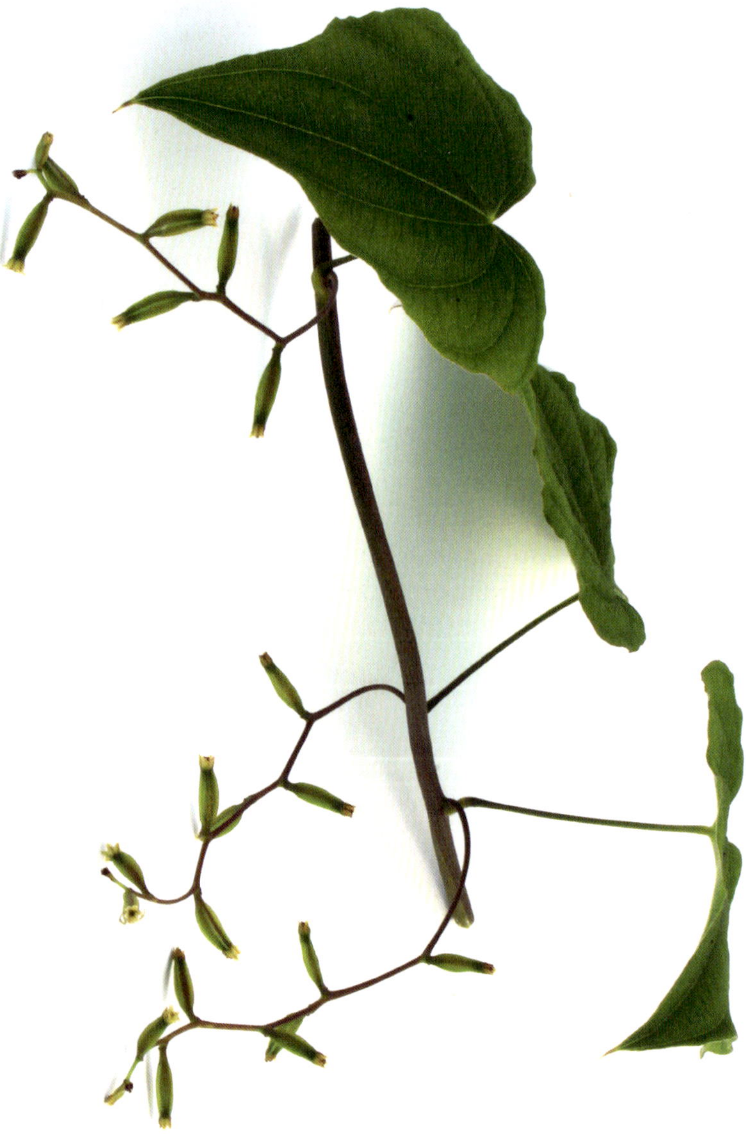

DIE THERAPIE MIT BIOIDENTISCHEN HORMONEN

Manchmal reichen eine naturheilkundliche Therapie und Änderungen im Lebensstil zur Behebung von hormonellen Schwankungen einfach nicht mehr aus. Da aber ausreichend hohe Spiegel von Östrogen und Progesteron für einen normalen Zyklus und zum Schwangerwerden unverzichtbar sind, ist eine Hormonersatztherapie in diesen Fällen der einzige Weg.

In den 1980er Jahren galten synthetische Hormone als der Königsweg bei der Behandlung von hormonellen Störungen und auch Wechseljahresbeschwerden, wie Hitzewallungen, Schleimhauttrockenheit, Falten und Stimmungsschwankungen. Die Begeisterung wich zu Beginn der 1990er Jahre, als eine Studie (»Womens Health Initiative«) zeigte, dass Frauen unter dieser Therapie ein erhöhtes Risiko für Brust- und Eierstockkrebs und Herz-Kreislauf-Erkrankungen zeigten. Die Studie wurde daher vorzeitig abgebrochen. Die Hormontherapie hat seitdem einen zweifelhaften Ruf bei vielen Frauen. Zu Recht, wie wir finden. Die schulmedizinische Gynäkologie verordnet diese Arzneimittel unter Abwägung der individuellen Risiken immer noch, obwohl sicherere und besser wirksame Präparate seit vielen Jahrzehnten zur Verfügung stehen, wie z. B. bei der Rimkus®-Methode.

Die Rimkus®-Methode

Zu Beginn der 1980er Jahre stellte der Kieler Frauenarzt Dr. Volker Rimkus fest, dass Frauen mit der schulmedizinischen Hormonersatztherapie nicht – wie im Prospekt oder Lehrbuch beschrieben – deutlich beschwerdefreier wurden. Er begann routinemäßig, die Hormonspiegel seiner Patientinnen zu messen und erkannte, dass trotz Einnahme kein deutlicher Anstieg im Blut nachweisbar war. Dr. Rimkus betrachtete die Industriepräparate näher und stellte fest, dass die chemische Struktur nicht der der körpereigenen Geschlechtshormone entsprach, sondern dass chemische Abkömmlinge (Derivate) verabreicht werden. Er entwickelte Präparate auf der Basis der Yamswurzel, die mit den körpereigenen Hormonen Progesteron und Östradiol identisch sind. Sie werden individuell dosiert und in einer Olivenöl-Suspension verabreicht. Seit mittlerweile über 30 Jahren wird die Rimkus®-Methode erfolgreich bei Frauen und – zunehmend auch bei Männern – eingesetzt.

Diese Therapie ist gerade für Menschen über 40 interessant, da oftmals Progesteron und teilweise auch Östrogen nicht mehr ausreichend vorhanden sind. Bei Männern kann es bereits jetzt zu Testosteronmangel kommen, was sich negativ auf Libido und Spermienproduktion auswirken kann. Wir haben uns mit Frau Dr. Heike Kuran unterhalten. Sie ist Humanbiologin und hat sich auf die Rimkus®-Methode spezialisiert.

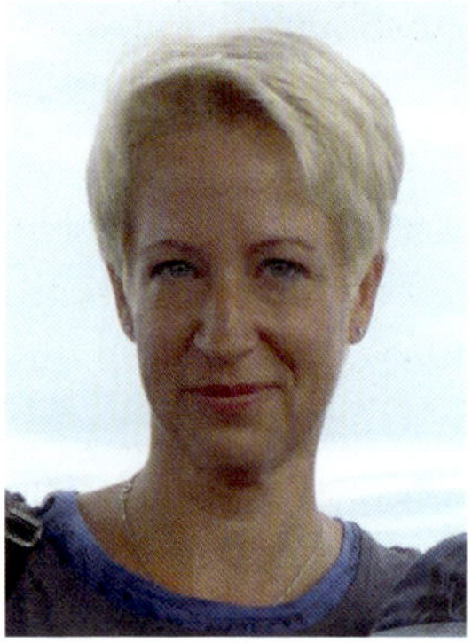

EXPERTIN DR. HEIKE KURAN, HUMANBIOLOGIN

Bei vielen Frauen lässt zunächst nur die Progesteronproduktion nach. Sie haben zwar noch mehr oder weniger regelmäßig Eisprünge, aber dennoch steigt der Progesteronspiegel nicht ausreichend an. Wie lässt sich der Progesteronspiegel am sichersten bestimmen?

Wir haben die besten Erfahrungen mit der Messung des Progesteronspiegels im Blut. Wenn in der Mitte des Zyklus einer Frau ein Eisprung stattfindet, bildet sich aus dem im Eierstock zurückgebliebenen Follikel der Gelbkörper (*Corpus luteum*), der in der zweiten Zyklushälfte Progesteron in nennenswerter Menge bildet. In der Mitte der zweiten Zyklushälfte ist daher ein deutlicher Anstieg des Progesterons zu erwarten, d. h. sie ist der beste Zeitpunkt für eine Bestimmung des Blutspiegels.

Bei einem 28-Tage-Zyklus ist dies um den 21. Zyklustag der Fall. Bei kürzeren oder längeren Zyklen muss man entsprechend rechnen. Generell empfiehlt man die Blutabnahme ca. sieben Tage vor Zyklusende.

Bei Progesteronmangel und den entsprechenden Beschwerden, wie starke Regelblutungen, verschreiben Gynäkologen in der Regel synthetisches Progesteron. Ist dies eine gute Lösung?

Synthetisches »Progesteron«, das aufgrund chemischer Veränderungen wohlgemerkt nicht dem menschlichen Progesteron entspricht, kann bei Beschwerden, die durch einen Progesteronmangel verursacht werden, zu einer Besserung dieser Beschwerden führen. Man muss sich allerdings darüber im Klaren sein, dass diese Substanzen durch die chemischen Veränderungen oftmals auch weitere Wirkungen aufweisen und dass nachgewiesenermaßen das Risiko für bestimmte, teilweise ernsthafte Erkrankungen steigt (z. B. ein erhöhtes Thromboserisiko).

Sind bioidentische Progesteronpräparate die bessere Lösung? Welche Form der Substitution (Creme, Ovula, Kapseln) ist sinnvoll?
Bioidentische oder human-identische Progesteronpräparate sind grundsätzlich eine sehr gute Lösung. Bei der Rimkus®-Therapie werden die human-identischen Hormone in Kapselform gegeben, was regelmäßig zu sehr guten Blutspiegeln und guten Erfolgen bei der Reduktion der Symptome des Progesteronmangels führt. Bei der Verabreichung als Kapsel – statt als Creme – haben wir generell eine bessere Resorption der individuellen Hormonmenge.

Viele Frauen über 40 haben zusätzlich zum Progesteronmangel nicht mehr ausreichend hohe Östrogenspiegel, sodass ein Einsprung nicht mehr ausgelöst werden kann. Wann bestimmt man den Östrogenspiegel und wie kann die Rimkus®-Methode in diesen Fällen helfen?
Der Östrogenspiegel kann zu jedem Zykluszeitpunkt bestimmt werden. Am besten ist natürlich die gleichzeitige Bestimmung am 21. Zyklustag, der Progesteronspiegel sollte immer mitbestimmt werden.

Geht es darum, schwanger werden zu wollen, können Progesteronpräparate alleine keine Hilfe sein. Denn ohne Eisprung ist der Eintritt einer Schwangerschaft schlicht unmöglich. Hierzu braucht es z. B. vor allem auch human-identisches Östradiol. Selbstverständlich müssen auch andere Reifungsstörungen ausgeschlossen werden, wie z. B. ein PCOS, das ebenfalls durch Mangel an Sexualhormonen bzw. einem zu hohen Testosteronspiegel ausgelöst werden kann.

Können Frauen, die unter bioidentischer Hormontherapie (z. B. nach Dr. Rimkus) schwanger werden, in der Schwangerschaft diese Präparate weiter einnehmen?
Besonders zu Beginn einer Schwangerschaft ist das nicht nur möglich, sondern sinnvoll. Auch in der »schulmedizinischen« Kinderwunschbehandlung werden in den ersten Wochen oder Monaten nach Eintritt der Schwangerschaft häufig entweder human-identische oder synthetische Progesteronpräparate verschrieben, um die Schwangerschaft zu stabilisieren, falls die körpereigene Produktion nicht ausreichend sein sollte. Beim Fortschreiten der Schwangerschaft bildet die Plazenta in der Regel spätestens ab der 16. Woche so viel Progesteron, dass die Gabe einer Rimkus®-

Kapsel keinen Effekt mehr hat, aber auch nicht schadet, da es dasselbe Hormon ist, wie es in der Plazenta gebildet wird. Man geht also kein Risiko ein.

Kommen wir noch kurz auf die Männer zu sprechen. Testosteronmangel bei Männern beeinträchtigt die Funktion von Hoden und Nebenhoden und die Spermienproduktion. Kann die Rimkus®-Methode auch hier helfen?
Wir sehen bei Männern natürlich auch häufig einen Abfall des Testosterons im Rahmen von Laboruntersuchungen. Dies ist aber nicht unbedingt auf eine bestimmte Lebenszeit beschränkt. Es gibt Männer, die noch bis ins hohe Alter hohe Testosteronspiegel aufweisen und solche, die bereits mit Mitte 30 einen messbaren Mangel haben. Gerade bei jüngeren Männern sollte zunächst ursachenbezogen weitergeforscht werden. Gab es Stress, liegt Übergewicht vor, wie ist die Schilddrüse und die Mikronährstoffversorgung. Häufig finden wir bei jüngeren Männern einen kombinierten Mangel an Progesteron und DHEA. Hier können wir sehr gut im Rahmen der Rimkus®-Methode unterstützend eingreifen.

Frau Dr. Kuran, wir danken für dieses Gespräch.

Weiterführende Informationen und Auskunft zu Ärzten, die mit der Rimkus®-Methode arbeiten, finden Sie unter www.hormon-netzwerk.de.

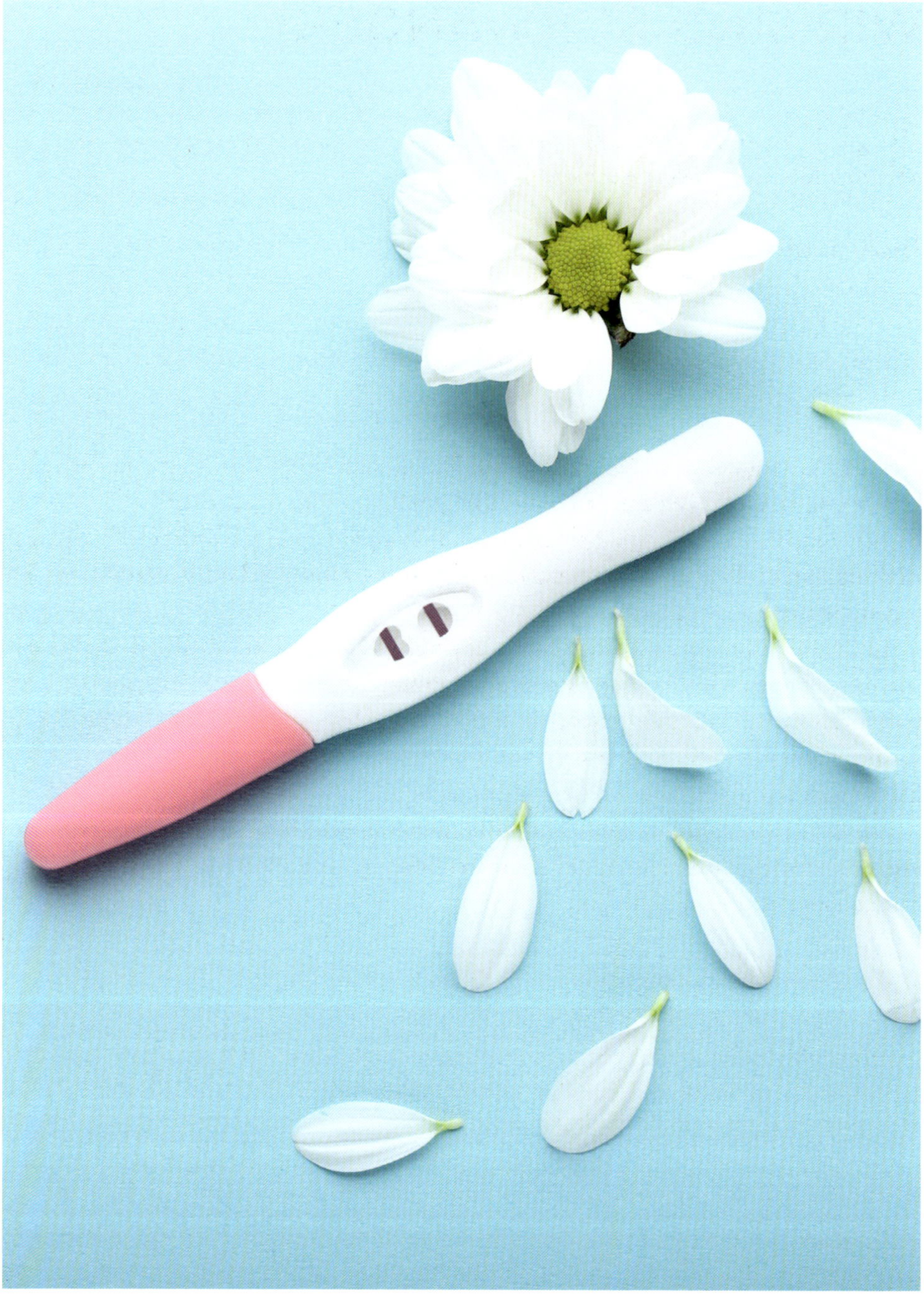

WIR SIND SCHWANGER!

»Das größte Wunder unseres Lebens ist die Geburt eines Kindes, entstanden aus der vereinten Kraft von Liebe, Glück und Natur.«

Hedda Stroh

Wenn es geklappt hat, lassen Sie es uns bitte wissen! Wir würden uns sehr darüber freuen und in Gedanken mit (alkoholfreiem) Sekt mit Ihnen anstoßen!

Wir möchten Ihnen zum Abschluss noch ein paar Worte mit auf den Weg geben: Es ist uns ein wichtiges Anliegen, dass Sie diese besonderen Monate, die nun vor Ihnen liegen, gelassen angehen können.

Die Hebamme Maren Fischer hat es sehr treffend formuliert: »Lassen Sie sich nicht von dem Stempel »Risikoschwangerschaft« verunsichern. Haben Sie Vertrauen in sich und Ihren Körper, aber vergessen Sie auch nicht, welche große Verantwortung Sie für das neue Leben tragen.«

Das finden wir auch.

Sie haben einiges dafür getan, dass Sie schwanger geworden sind. Nun geht es darum, den kleinen Menschen in der Phase des Wachstums und des Reifens bestmöglich zu unterstützen. Sie schaffen das!

Viel Freude wünschen Ihnen

Kyra und Sascha Kauffmann

LITERATUREMPFEHLUNGEN UND QUELLEN

Aggarwal, Bharat et al.: The molecular targets and therapeutic uses of curcumin in health and disease, Springer Science and Business Media, New York 2007

Asprey, Dave und Lana: The Better Baby Book, New Jersey 2013

Baessler, K.H. et al.: Vitamin-Lexikon für Ärzte und Ernährungswissenschaftler, Urban und Fischer, München 2002, 3. Auflage

Beck, Thomas: Natürliche Hormone – Mehr Gesundheit und Lebensfreude durch einen ausgeglichenen Hormonhaushalt, Südwest Verlag 2018, 2. Auflage

Bowthorpe, Janie A.: Für die Schilddrüse – gegen den Starrsinn/Stop the Thyroid Madness, Laughing Grape Publishing, Fredricksburg Texas 2012

Cherniske, Stephen: DHEA – Die Pille für ein langes Leben, Rowohlt Verlag, Reinbek 1998

Demeneix, Barbara: Toxic cocktail – how chemical pollution is poising our brains, Oxford University Press, January 2017

Eichinger, Uschi, Kauffmann, Kyra: Die Anti-Stress-Ernährung – Die LOGI-Methode zur Stressbewältigung, Systemed Verlag, Lünen 2016, 2. Auflage

Eichinger, Uschi, Kauffmann, Kyra: Der Burnout Irrtum, Systemed Verlag/MVG-Gruppe, München 2019, 7. Auflage

Gerhard, Ingrid, Frauengesundheit – Ganzheitliches Heilwissen für Körper und Seele, Trias Verlag 2020

Gottfried, Sara: Die Hormonkur, So bringen Sie Ihren Hormonhaushalt natürlich ins Gleichgewicht, VAK Verlag, Freiburg 2014

Gonder, Ulrike: Kokosöl – nicht nur fürs Hirn, Systemed Verlag, Lünen 2016

Gonder, Ulrike: Positives über Fette und Öle, Systemed Verlag, Lünen 2013

Gonder, Ulrike et. al.: Der Keto-Kompass, Systemed Verlag, Lünen 2018

Gonder, Ulrike und Worm, Nicolai: Mehr Fett – Warum wir mehr Fett brauchen, um gesund und schlank zu sein, Systemed Verlag, Lünen 2010

Grimm, Hans-Ulrich: Leinöl macht glücklich – Das blaue Ernährungswunder, Dr. Watson-Books, Stuttgart, Bad-Cannstdt 2006

Gröber, Uwe: Mikronährstoffe – Metabolic Tuning – Prävention – Therapie, Wissenschaftliche Verlagsgesellschaft, Stuttgart 2011, 3. Auflage

Gröber, Uwe: Orthomolekulare Medizin, Wissenschaftliche Verlagsgesellschaft mbH, Stuttgart 2008, 3. Auflage

Gröber, Uwe: Arzneimittel und Mikronährstoffe, Wissenschaftliche Verlagsgesellschaft mbh, Stuttgart 2018

Grünebaum, Gabriele: Ich will ein Baby – Kinderwunsch und Fruchtbarkeit, vgs Verlag, Köln 2001

Gvodjakova, Anna: Mitochondrial Medicine – Mitochondrial Metabolism, Diseases and Therapy, Springer Verlag 2008

Hameister, Havi und Koch, Simone: Happy Hashimoto, MVG Verlag, München 2019

Heepen, Günther H.: Hormone natürlich regulieren, GU Verlag, München 2019

Heseker, Helmut, Heseker, Beate: Die Nährwerttabelle, Neuer Umschau Buchverlag, Neustadt an der Weinstraße 2015, 3. Auflage

Karstädt, Uwe: 37 Grad – Das Geheimnis der idealen Körpertemperatur für die Gesundheit, Kopp Verlag 2017

Kauffmann, Kyra und Kauffmann, Sascha: Jod – Das Standardwerk zum vergessenen Heilmittel, Systemed Verlag/RIVA Verlag, München 2019, 1. Auflage

Kauffmann, Kyra und Kauffmann, Sascha: Natürlich High, Systemed Verlag/RIVA Verlag, München 2020

Kauffmann, Kyra und Kauffmann, Sascha: KPU/HPU – häufige, aber verkannte Mitochondrienstörungen, Oberhachinger Verlagsgruppe 2018, 3. Auflage

Kiontke, Siegfried, Rex-Najuch, Mechthild und Horn, Hartmut: Betriebstemperatur 37 Grad Celsius – Grundlagen kausaler Funktionsdiagnostik, Vitatec Verlagsgesellschaft, München 2007

König, Uta: Das Große Buch der Fruchtbarkeit – Fit für ein Baby, Verlag Gesundheit, Berlin 2001

Kuklinski, Bodo und Schemionek, Anja: Mitochondropathie – Heilung ausgeschlossen, Aurum Verlag, Bielefeld 2014

Kuklinski, Bodo, van Lunteren, Jeroen: Neue Chance – Gesünder mit Mikronährstoffen, Aurum Verlag, Bielefeld 2012

Lewis, Alan: Selen – Fakten über ein lebenswichtiges Mineral, Semmelweis-Verlag, Hoya 1982

Madejsky, Margret: Das alternative Kinderwunschbuch, Arkana Verlag 2015

Northrup, Christiane: Frauenkörper, Frauenweisheit, Zabert Sandmann Verlag, München 2017

Paul, Sabine: Gehirndoping mit Gewürzen, Expert Fachmedien, Düsseldorf 2018

Pfeiffer, Carl: Total Nutrition, New York 1980

Reiter, Russel J. und Robinson, Jo: Melatonin, Bantam Books, 1996

Römmler, Alexander (Hrgs.): Hormone – Leitfaden für die Anti-Aging-Sprechstunde, Thieme Verlag, Stuttgart 2014

Schütz, Burkard et al.: Moderne Schilddrüsendiagnostik, in: OM und Ernährung 2019

Schwabe, Ulrich, Paffrath Dieter et al. (Hrs.): Arzneimittelverordnungsreport 2018, Springer Verlag, Berlin 2018

Selye, Hans: Stress beherrscht unser Leben, Heyne Verlag, Düsseldorf 1957

Spitz, Jörg: Vitamin D-Update, Dustri Verlag, München 2012

Spitz, Jörg: Superhormon Vitamin D: So aktivieren Sie Ihren Schutzschild gegen chronische Erkrankungen, GU Verlag, München 2011

Stoll, Andrew L.: The Omega-3-Connection, Simon and Schuster, New York 2001

Strunz, Ulrich: Das Schlaf-Gut-Buch, Heyne Verlag, München 2018

Strunz, Ulrich: Blut – Die Geheimnisse unseres flüssigen Organs, Heyne Verlag, München 2016

Talbott, Shawn: The Cortisol Connection, Publishing Group, West Berkeley

Vitti, Alisa: In the Flow, Harper One Publishing, New York 2020

WHO Manual: Examination and processing of human semen, 5th edition, Bern 2010

Williams, Roger J.: Biochemical Individuality, Texas 1998

Wilson, James L.: Adrenal Fatigue – The 21st Century Stress Syndrome, Smart Publications, Petaluma 2017

Wollner, Fred und Ingrid: Der neue Duftführer, Eigenverlag Görisried 2012, 3. Auflage

Wunderlich, Carl August: Das Verhalten der Eigenwärme bei Krankheiten, Leipzig 1867

Wunsch, Alexander: Die Kraft des Lichts, Riva Verlag, München 2019

Yasko, Amy: Feed Good Nutrigenomics – Your Roadmap to Health, NRI 2014

Zimmermann, Eliane: Aromatherapie für Sie, Trias Verlag, Stuttgart 2017, 3. Auflage

Zimmermann, Eliane und Herber, Sabrina: Aromatherapie für Frauen, Joy Verlag, Oy-Mittelberg 2019

Zimmermann, Eliane: Aromatherapie, Irisiana Verlag, München 2016

FACHARTIKEL

Agarwal A. and Sengupta P. et al.: Role of L-Carnitine in female infertility, in: Reproductive Biology and Endocrinology, January 2018

ÄP Gynäkologie: Störungen der Vaginalflora gefährden den Kinderwunsch, 1/2006

Blomberg Jensen M. et al.: Vitamin D is positively associated with sperm motility and increases intracellular calcium in human spermatozoa, in: Human Reproduction, June 2011

Buhling, KJ. und Grajecki, D.: The effect of micronutrient supplements on female fertility in: Current Opinion Ostetrics and Gynecology, June 2013: 173–80

Cariati F. et al.: Bisphenol A: An emerging threat to male fertility, in: Repr. Biology and Endocrinology, January 2019

Cito, G. et al.: Vitamin D and male fertility: An Updated Review, in: World Journal of Mens Health, May 2019

Craig, LB, Brush RS et al.: Decreased very long chain polyunsaturated fatty acids in sperm correlates with sperm quantity and quality, in: Journal of Assisted Reproduction and Genetics, July 2019

Dickerson E. H. et al.: Endocrine disruptor and nutritional effects of heavy metals in ovarian hyperstimulation in: Journal of assisted reproduction and genetics, December 2011

Dosiou, C.: Thyroid and Fertility: Recent Advances in Thyroid, January 2020

Espino J. and Macedo M. et al.: Impact of Melatonin Supplementation in Women with Unexplained Infertility Undergoing Fertility Treatment, in: Antioxidants, August 2019

Henriques MC et al.: Exposure to mercury and human reproductive health: A systematic review, in: Reproduction and Toxicology, April 2019

Irani M. et al.: Role of vitamin D in ovarian physiology and its implication in reproduction: a systematic review, in: Fertility Sterility, August 2014

Hoffmann, Kyra und Kauffmann, Sascha: Familienplanung ganzheitlich – optimal vorbereitet schwanger werden – eine Checkliste in: COMED, November 2014

Kerns K. and Zigo M.: Zinc: A Necessary Ion for Mammalian Sperm Fertilization Competency, in: International Journal of Molecular Science, December 2018

Kuchalkulla M. and Soni Y.: A Systematic Review and Evidence-Based Analysis of Ingredients, in: Popular Male Fertility Supplements, in Urology, November 2019

Kuehn, Birgit: Iodine deficiency may impair fertility, in: JAMA, February 28, 2018

Lagowska K.: The Relationship between Vitamin D Status and the Menstrual Cycle in Young Women: A Preliminary Study, in: Nutrients, November 2018

Lewin, A. and Lavon H.: The effect of coenzyme Q10 on sperm motility and function, in Molecular Aspects, Medicine 1997

Matzuszczak, E. et al.: The impact of bisphenol A on fertility: A review of the literature, in: International Journal of Endocrinology, April 2019

Mintziori G. and Mousiolis A. et al.: Evindence for a manifold role of selenium in infertility, in: Hormones, November 2019

Nawroth, F. und Ludwig, M. et al.: Bewertung von ovarieller Reserve und Fertilitä mit steigendem Lebensalter, in: Der Frauenarzt, Nr. 7/2013

Sala-Huetos A. and James, E. et al.: Diet and sperm quality: Nutrients, foods and dietary patterns, in: Reproductive Biology, September 2019

Schistermann E. F. and Sjaarda L. A. et al.: Effect of folic acid and zinc supplementation in men on semen quality and live birth among couples undergoing infertility treatement: A randomized clinical trial in: JAMA, January 2020

Skowronska, Patrycja et al.: Follicular fat-soluble vitamins as markers of oocyte competency, in: Systematic Biological Reproductive Medicine, February 2020

Tamura H. and Kawamoto M. et al.: Long-term melatonin treatment delays ovarian aging, in: Journal of Pineal Research, March 2017

Quazi I. H. and Angel C. et al.: Role of selenium and selenoproteins in male reproductive function: A review of past and present evidences, in: Antioxidants, August 2019

Zhang M. and Lu Y. et al.: Insufficiency of melatonin in follicular fluid is a reversible cause for advanced maternal age-related aneuploidy in oocytes, in: Redox Biology, January 2020

Zhang X. and Xiong Y. et al.: Melatonin rescues impaired penetration ability of human spermatozoa induced by mitochondrial dysfunction, in: Reproduction, September 2019

Zhao J. and Dong X.: Zinc levels in seminal plasma, in: Scientific Report, March 2016

IM INTERNET ERHÄLTLICHE ARTIKEL UND WEBSITES

www.aerztezeitung.de/Medizin/Impuls-fuer-die-kuenftige-Chronobiologie-Forschung

www.autoimmunhilfe.de

www.bmel.de

www.bzn.de

www.chelat.biz

www.codecheck.info

www.dein-kinderwunsch.com

www.destatis.de

www.deutsche-apotheker-zeitung.de/Vaginalinfektionen

www.demogr.mpg.de/Pressemitteilung_01062017

www.embryotox.de

www.endo.confex.com

www.endokrinologie.net/Auch_Spermien_altern

www.eurostat.de

www.frauenarzt.de

www.green-ivf.de

www.hormonselbsthilfe.de

www.idw-online.de

www.informationsportal-kinderwunsch.de

www.iodineresearch.com

www.jod-fuer-zwei.de

www.jodmangel.de

www.metallausleitung.de

www.mpg.de

www.naturafoundation.de

www.nerven-power.de

www.rimkus.info

www.scienexx.de

www.sonnenalianz.de

www.spektrum.de

www.statista.com

www.spitzenpraevention.de

www.zeit.de/spaete-mutterschat-geburten-hamburg-arbeit-familie

www.7jahrelaenger.de/spaete-muetter

www.vitaminmangel.net

www.who.int

www.wissenschaft-aktuell.de/Bessere_Spermaqualitaet_durch_Fischoel

LABORE IN DEUTSCHLAND FÜR DIE IM BUCH GENANNTEN UNTERSUCHUNGEN

Biovis Diagnostik MVZ GmbH
Justus-Staudt-Str. 2
65555 Limburg
www.biovis.de

Labor Dr. Rosler
Am weißen Haus 10
97772 Wildflecken
www.labor-rosler.de

Labor LS SE und Co. KG Enterosan
Mangelsfeld 4,5,6
97708 Bad Bocklet-Großenbach
www.enterosan.de

Ganz Immun Diagnostics AG
Hans-Böckler-Str. 109–111
55128 Mainz
www.ganzimmun.de

Lab4More GmbH
Augustenstr. 10
80333 München
www.lab4more.de

Sension GmbH
Provinostr. 52
86153 Augsburg
www.sension.eu

Synlab Labor Südwest GmbH
Otto-Hahn-Str. 18
76275 Ettlingen
www.laborzentrum.org

BEZUGSQUELLEN FÜR REZEPTURARZNEIEN UND SPEZIALINFUSIONEN

Arnika Apotheke am Sportpark
Am Sportpark 5
82008 Unterhaching
www.arnika-apo.de

St. Martins Apotheke
Bleicherbreite
86154 Augsburg
www.stmartinsapotheke.de

Hessel Apotheke
Hesselgasse 46
69168 Wiesloch
www.hessel-apotheke.de

Markt Apotheke Greiff
Marktplatz
94094 Rotthalmünster
www.marktapotheke-greiff.de

Viktoria Apotheke
Bahnhofstrasse 95-97
66111 Saarbrücken
www.internet-apotheke.de

APPS FÜR DAS ZYKLUSMONITORING

Lady Cycle (nur Android)

myNFP (Android und iOS)

Beide Apps sind von der Stiftung Warentest mit „gut" getestet (März 2018).

SACHWORTVERZEICHNIS

Maisie Hill:

Superpower Periode

Wie Sie Ihren Zyklus richtig verstehen und seinen Rhythmus für sich nutzen

Leseprobe unter: www.vakverlag.de

Frauen empfinden ihren Zyklus häufig wie eine Achterbahnfahrt der Gefühle und nahezu 90 Prozent leiden unter PMS, einem Syndrom, das mit einer riesigen Bandbreite an Beschwerden einhergeht. Doch damit ist jetzt Schluss: Pragmatisch und umwerfend unterhaltsam enttabuisiert Maisie Hill das Thema Menstruation. Sie klärt nicht nur darüber auf, was während des Zyklus im Körper passiert und zeigt, wie Frauen sich die einzelnen Phasen zunutze machen können, sondern bietet auch hilfreiches Wissen zu Verhütungsmitteln, Unfruchtbarkeit, Schwangerschaft und Wechseljahren.

432 Seiten, Paperback (15 x 21,5 cm)
ISBN 978-3-86731-230-1

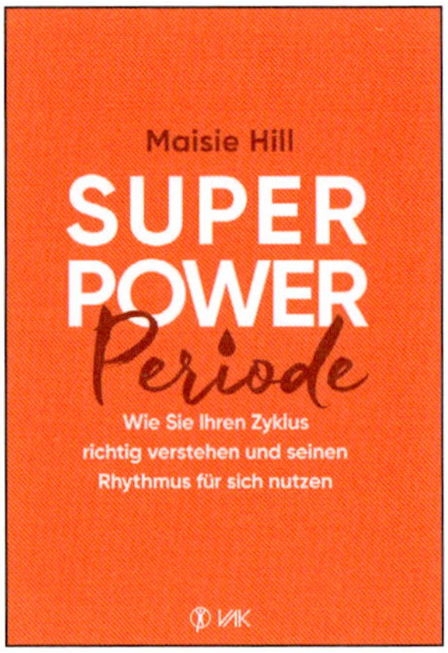

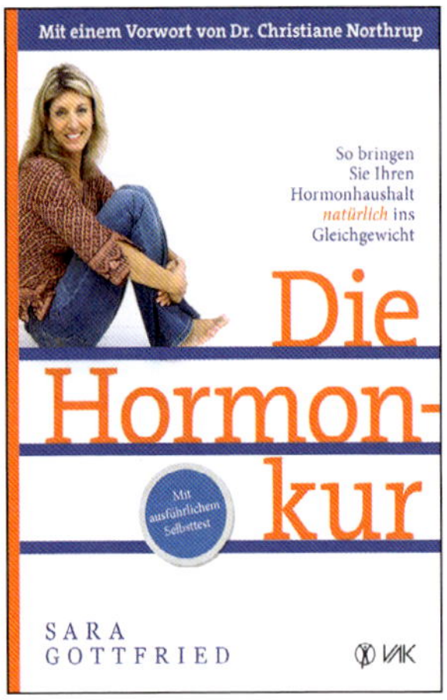

Sara Gottfried:

Die Hormonkur

So bringen Sie Ihren Hormonhaushalt natürlich ins Gleichgewicht

Leseprobe unter: www.vakverlag.de

Gerät das Hormonsystem aus der Balance, sind viele gesundheitliche Probleme die Folge. Frauenärztin Sara Gottfried erklärt, wie man mit detaillierten Fragebögen aufdeckt, welche Hormonmangelzustände hinter bestimmten Symptomen stecken und zeigt auf, welche Maßnahmen jeweils hilfreich sind. Das Besondere ist ihr ganzheitlicher Ansatz: Im Vordergrund steht, was man selbst tun kann, um den Hormonhaushalt zu stabilisieren: Ernährungsumstellung, bewusstere Lebensführung, Nahrungsergänzungsmittel ... Erst wenn keine Besserung eintritt, werden bioidentische Hormone einbezogen. Mit Fragebögen und Ernährungs- und Supplementempfehlungen.

432 Seiten, 7 Schaubilder, zahlr. Tabellen, Klappenbroschur (15 x 21,5 cm)
ISBN 978-3-86731-148-9

Izabella Wentz:

Hashimoto im Griff

Endlich beschwerdefrei mit der richtigen Behandlung

Leseprobe unter: www.vakverlag.de

Hashimoto ist mehr als nur eine einfache Unterfunktion der Schilddrüse. Neben „typischen" Symptomen leiden die meisten Patienten an Säurereflux, Nährstoffmangel, Anämie, einer Barrierestörung der Darmschleimhaut, Nahrungsmittelunverträglichkeiten, Zahnfleischentzündungen und Unterzucker. Der Körper steckt fest in einem Teufelskreis, der sich selbst erhält und zu immer weiteren Symptomen führt, bis er durch entsprechende Maßnahmen gestoppt wird: Wie er sich durchbrechen lässt, schildert die Pharmakologin, die selbst an Hashimoto erkrankt ist, verständlich und alltagsnah.

360 Seiten, 20 Abb., Klappenbroschur (15 x 21,5 cm)
ISBN 978-3-86731-166-3

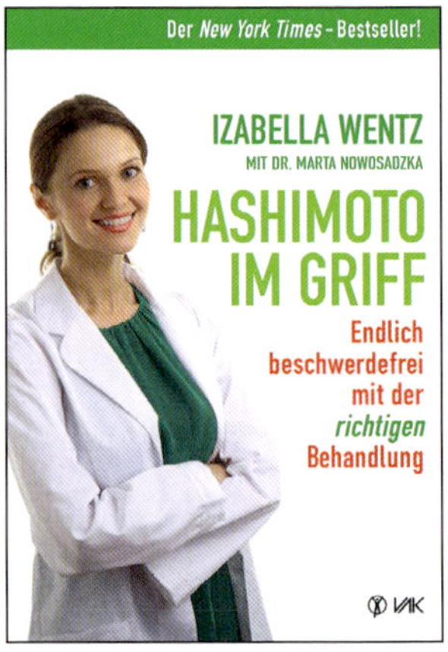

Abonnieren Sie unseren Newsletter (gratis) unter: www.vakverlag.de